孤独症儿童
四维五阶社会性训练

王莲莲　张小娟　编著

人民卫生出版社
·北京·

图书在版编目（CIP）数据

孤独症儿童四维五阶社会性训练 / 王莲莲，张小娟
编著 . —北京：人民卫生出版社，2021.1
ISBN 978–7–117–31226–4

Ⅰ．①孤…　Ⅱ．①王…②张…　Ⅲ．①孤独症－儿童
教育－特殊教育　Ⅳ．①G766

中国版本图书馆 CIP 数据核字（2021）第 009736 号

人卫智网　www.ipmph.com	医学教育、学术、考试、健康，	
	购书智慧智能综合服务平台	
人卫官网　www.pmph.com	人卫官方资讯发布平台	

孤独症儿童四维五阶社会性训练
Guduzheng Ertong Si Wei Wu Jie Shehuixing Xunlian

编　　著：王莲莲　张小娟
出版发行：人民卫生出版社（中继线 010-59780011）
地　　址：北京市朝阳区潘家园南里 19 号
邮　　编：100021
E - mail：pmph @ pmph.com
购书热线：010-59787592　010-59787584　010-65264830
印　　刷：北京铭成印刷有限公司
经　　销：新华书店
开　　本：710×1000　1/16　印张：14
字　　数：259 千字
版　　次：2021 年 1 月第 1 版
印　　次：2021 年 2 月第 1 次印刷
标准书号：ISBN 978-7-117-31226-4
定　　价：49.90 元

打击盗版举报电话：010-59787491　E-mail：WQ @ pmph.com
质量问题联系电话：010-59787234　E-mail：zhiliang @ pmph.com

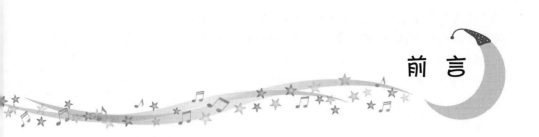

欢歌笑语,万家灯火,当无数家庭沉浸于家有宝贝的天伦之乐与举家幸福时,却有不少孩子困于自己的世界,无法融入、享受外面的精彩,这些孩子的家长也因此陷入了深深的担忧、痛苦与茫然中。

这群困于自己世界中的孩子就是孤独症患者。

孤独症,又称自闭症,是广泛性发育障碍的代表性疾病。孤独症患者在社会交往、言语沟通、认知思维能力、自我意识,尤其是行为、情绪方面存在严重的障碍。

1938 年美国 Leo Kanner 教授最早提出了儿童孤独症的概念并对此进行了系统研究,20 世纪 60 年代 Leo Kanner 教授开始尝试行为与教育途径的干预,并作出了系统科学的研究报告。我国对于孤独症的研究始于 1982 年,陶国泰教授在国内首次提出了"孤独症"的概念,此后我国开始对孤独症进行系统性研究与探索。

根据不同时期的统计数据,美国儿童孤独症患病率呈现逐年上升的趋势,由最初的极为罕见,到 2009 年美国每 88 名儿童中就有 1 名被诊断为孤独症,而最新数据显示,2020 年美国每 54 名儿童中就有 1 名被诊断为孤独症。根据《中国自闭症教育康复行业发展状况报告》推算,目前中国的孤独症患者可能超过 1 000 万。

面对如此庞大的孤独症患者群体,目前主要的康复途径是进行教育训练,虽然全国各地都开设了相关的康复教育机构,但其理论基础和实践指导主要基于国外的研究和理念,缺乏本土性实践检验,很多机构对此缺乏自主思考。孤独症患者的家人往往承受着来自心理、身体与经济的多重压力,对孩子的恢复及未来感到焦虑与茫然。一些家长盲目为患儿进行康复训练,而这种康复训练从专业角度来看仅是"为了训练而训练",缺乏理性思考和整体规划。

为了更好地帮助孤独症患者及其家庭,我们将国外的专业理论以及在国内的实践操作相结合,基于近二十年对孤独症及相关发育障碍儿童康复的理论研究、1 500 多例服务儿童个案、30 000 多小时个案时间以及针对孤独症康复专业人员及家长的 500 多课时的培训实践积累,构建了一套已经在一线实践中得到充分验证的四维五阶社会性训练体系,并著作成书,供孤独症患者家长及康复训练师参考,以帮助及陪伴这群孩子早日康复。

四维五阶社会性训练体系涵盖培养孤独症儿童的独立自处及生活能力、交往交际能力,并将孤独症儿童培养成一名能够自主思考、自我计划、自我管理、自我完善的人,以让孤独症儿童无缝融入社会生活和过上有价值的人生为最终目标,并围绕这个最终目标分设阶段目标,有重点、有计划地让孤独症儿童进行系统学习。

本书共分为七章,第一章主要分析目前孤独症儿童的康复现状,以及根据孤独症儿童的发展特征和康复现状发现的问题,指导家长或康复训练师选择适合的康复教育模式、制订适合的康复目标,并对社会性相关理论进行了详细的介绍。第二章主要分析四维五阶社会性训练体系的框架,以及相关的重点要点内容。第三章到第六章阐述了四大能力(自我意识、社会认知、社交沟通、人际交往能力)的发展特征、发展任务和具体内容框架,并为家长或康复训练师提供了每种能力的对应阶梯性发展指导。第七章主要分析了五阶社会性训练的阶梯性发展,并详细阐述了每阶段儿童的发展任务和家长、康复训练师的教导任务。

希望本书的出版,能让更多的孤独症儿童及其家庭受益,帮助大家解决孤独症儿童康复发展的根本性问题——社会性教育问题,切实培养孤独症儿童回归社会的各项技能。

本书在构思和写作过程中,参考、借鉴了部分国内外学者的相关著作与理论研究成果,对此表示衷心感谢! 同时感谢黄树辉老师在本书创作与出版中给予的支持。对于书中存在的疏漏或不完善之处,敬请相关领域的专家、康复训练师、家长以及广大读者批评指正。

王莲莲　张小娟

2021 年 1 月

目 录

第一章　孤独症儿童的康复与社会性训练…………………………… 1

　　第一节　孤独症儿童的康复之路…………………………………… 3
　　第二节　普通儿童社会性发展概述………………………………… 7
　　第三节　孤独症儿童社会性能力发展特征………………………… 10
　　第四节　社会性训练在孤独症儿童康复中的作用………………… 14

第二章　四维五阶社会性训练体系………………………………… 17

　　第一节　孤独症儿童的社会性训练要点…………………………… 19
　　第二节　四维五阶社会性训练的内容……………………………… 22
　　第三节　四维五阶社会性训练的原则……………………………… 26

第三章　四维社会性训练之自我意识训练………………………… 29

　　第一节　自我意识总述……………………………………………… 31
　　第二节　孤独症儿童自我意识训练内容…………………………… 34
　　第三节　自我意识的阶梯性发展…………………………………… 58

第四章　四维社会性训练之社会认知训练………………………… 59

　　第一节　社会认知总述……………………………………………… 61
　　第二节　孤独症儿童社会认知训练内容…………………………… 63
　　第三节　社会认知的阶梯性发展…………………………………… 100

第五章 | 四维社会性训练之社交沟通训练 …………………… 101

第一节 社交沟通总述 …………………………………… 103
第二节 孤独症儿童社交沟通训练内容 ………………… 106
第三节 社交沟通的阶梯性发展 ………………………… 121

第六章 | 四维社会性训练之人际交往能力训练 …………… 123

第一节 人际交往能力总述 ……………………………… 125
第二节 孤独症儿童人际交往能力训练内容 …………… 129
第三节 人际交往能力的阶梯性发展 …………………… 195

第七章 | 五阶社会性训练 ……………………………………… 197

第一节 一阶社会性训练:情感纽带阶段 ……………… 199
第二节 二阶社会性训练:主动探索阶段 ……………… 202
第三节 三阶社会性训练:双向互动阶段 ……………… 205
第四节 四阶社会性训练:能力培养阶段 ……………… 208
第五节 五阶社会性训练:亲密共享阶段 ……………… 212

参考文献 ……………………………………………………… 216

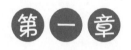

第一章

孤独症儿童的康复与社会性训练

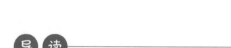

导 读

　　本章通过案例分析孤独症儿童在康复训练过程中存在的误区和盲点、孤独症儿童自身发展中的能力缺陷和行为表现，强调康复的本质是社会功能的康复，即需要针对孤独症儿童进行社会性训练。

第一节　孤独症儿童的康复之路

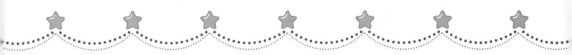

贝贝父母的心酸与煎熬

我们是贝贝的爸爸妈妈，一家人生活在一个小城市。2015 年，我们拥有了自己的第一个孩子——贝贝。贝贝的到来，给家里增添了数不尽的欢乐，然而好景不长，慢慢地，我们发现贝贝和别的孩子有一些不一样，比如在贝贝 1 岁 8 个月的时候，他还不会叫爸爸妈妈，想要东西的时候也只会啊啊啊啊地大叫，他人叫他的名字他也没有任何反应。虽然我们当时已经有了一些隐隐的不安，但还是抱着侥幸心理，想着或许只是孩子年纪小，等他再长大一些就会好了。到了贝贝 2 岁的时候，他还是一点儿进步也没有，甚至在某些方面出现了退步，对我们的关爱与互动始终漠不关心，和同龄孩子的差距越来越大，于是，我们只好带着孩子去看医生。贝贝在医院进行了一系列检查，在焦急等待检查结果的过程中，我们一直在祈祷，贝贝一定会没事的！当医生告诉我们贝贝疑似患有孤独症时，我们顿时觉得万念俱灰。

面对这个残酷的结果，作为家长，应该怎么办？我们开始在网上疯狂地搜索各种和孤独症相关的资料和信息，带着贝贝辗转各地就诊，可最终，我们不得不接受贝贝患有孤独症这个心酸、痛苦的事实。

痛苦过后，我们开始了漫长的康复之路，我们加入了各种各样的康复群，时刻留意哪里又出现了新的康复技术，每天把贝贝的康复课程排得满满当当，甚至连晚上和周末都不放过。就这样，我们熬过了 2 年多的时间，孩子虽然取得了一些进步，但是为了这点滴的进步付出的代价实在太高，让我们无力承担，我们真的太累！后面的康复还得继续，这样的日子什么时候才会结束啊，身为贝贝的父母，我们欲哭无泪……

这个案例讲述的虽然是一个家庭的故事，但反映的却是千千万万孤独症儿童的家庭现状。作为孤独症儿童的家长，从孩子确诊的那一刻开始，就意味着要长期背负巨大的来自心理、身体、经济的多重压力。对于孤独症儿童的家长来说，辛苦尚是次要，他们最担心、最害怕的是无论付出多大的努力，却仍然看不到孩子的未来。不少家长常常问我们下面这样的问题。

我的孩子将来会怎样？

他能康复到什么程度？

这种康复要坚持多长时间？

有一天如果我不在了，我的孩子将如何生存？

孤独症儿童的康复目标

所有的康复训练都是在为孤独症未来的生活做准备，这就涉及"融入社会生活"这个最终的康复目标。

对于孤独症儿童，"融入社会生活"这个最终的康复目标却常常被许多家长和康复训练师所忽略。这个最终的康复目标不仅与如何设立恰当的期望有关，更重要的是要符合儿童的实际情况和发展规律。根据这个最终康复目标，结合症状的轻重程度，我们将孤独症儿童的康复目标分为以下几种。

做一个能独立生活的人

是指在未来孤独症儿童能够拥有自我生存能力，能够独立工作、独立生活，基本不依赖于他人特殊地给予和照顾；能够保持心理健康，与家人建立并保持亲密友好的关系，甚至发展出家庭以外的友谊或恋爱关系，整体行为表现基本接近普通人。

做一个能自我照顾的人

是指在未来孤独症儿童在有人提供经济支持及财务管理的情况下，能安排并管理好自己的生活；社会适应能力强，有良好的行为管理能力和自我约束能力，在公众场合能保持恰当的行为举止；对于自己想做的事情能够进行规划并实施，甚至能够灵活管理日常开支。

做一个易于照顾的人

是指在未来孤独症儿童虽然需要依赖他人的照顾，但自己具有基本的生活自理能力，情绪稳定，自己能做一些简单的家务等，对照顾者来说较为轻松。

无论是哪一类孤独症儿童，无论确定的康复目标是哪一种，目标的实现除了与孩子自身的状态，如智力水平等相关外，更重要的是与家长的心态以及孩子的社会适应能力、人际交往水平等息息相关。

家长的心态及困境

很多家长在为孤独症儿童选择康复课程时,常常处于着急、茫然的状态,听到他人说好就去试一试,甚至认为课程安排得越满、花费的金钱越多,康复效果就会越好。然而,孩子的时间是很宝贵的,我们需要在有限的时间内使用最适合他的训练方案,让孩子的能力得到最大程度的提升。我们必须时刻注意康复的方向是否正确、康复方向与孩子的能力是否匹配、康复目标与训练方案是否匹配……

作为孤独症儿童的家长,需要关注如下几个问题。

孩子目前在上什么样的康复课程?

我为什么会为孩子安排这些课程?

每天孩子在康复课程上需要花费多长时间?

孩子将来的生活会是怎样的?

面对这些问题,家长的回答各不相同,但却存在着一些共性特征。

关注局部,不关注整体

家长喜欢将孤独症儿童与同龄儿童进行比较,导致将训练的焦点集中在某个单一技能的培养上,而忽视了儿童整体发展的需要、整体方向的把控。这就是很多家长在选择康复课程时常常考虑的是当前儿童的某一个表现,而忽略了训练真正意义的原因。

重视康复训练,不重视生活体验

很多家长觉得自己不会教,也没时间教,认为康复机构才能提供最好的、最专业的康复治疗,所以整天将孩子安排在康复机构中上课。很多康复机构由于课程设置和训练环境的限制,会将训练重点放在单一技能的分解训练上。从短期看,这样的训练确实能取得较为不错的效果,孩子学会了某项技能,如会叫妈妈、认识颜色等。但在实际生活中,孩子外出仍然不知道紧紧拉住妈妈的手,看不见妈妈的时候不会主动叫妈妈、找妈妈,这也是孤独症儿童经常走失的原因;有些孩子虽然会认识颜色了,却不知道红灯和绿灯的具体含义。这些现象的根本原因在于家长并没有真正意识到生活体验的重要性。

重视单一技能训练,不重视问题产生的原因

"头痛医头,脚痛医脚"是很多家长的训练思路。当孩子不会说话时,给孩子安排口肌课程或要求老师整节课教孩子学说话;当孩子不会和他人玩耍

时,就把孩子送去幼儿园或者送去上集体课;当孩子言语沟通能力存在问题时,就要求孩子多讲故事、多回答问题等。

这种错误行为显示出来的是家长看到的只是儿童外部特征表现,没有去思索引发这些表现的根本原因。有些孩子不会说话,可能是由于语言前技能没有得到很好的发展,孩子不具备基本的配合能力和模仿能力等,那我们就需要针对孩子的语言前技能进行训练,而不是一直教孩子说话;有些孩子不和他人玩耍,可能是因为他对其他人的活动没有一点儿兴趣,那我们就需要从基础开始建构孩子的社会性动机,而不是把他往孩子堆里放。

对孩子的未来感到茫然

对于孤独症儿童的家长来说,"孩子在未来如何生活"是一个揪心的话题,其根源在于我们对孩子的社会适应能力和人际交往能力没有把握。父母不知道如果某天不能继续照顾孩子了,他们能不能照顾好自己,能不能有尊严地活着,会不会被其他人欺负。

康复训练的实质

我对孩子未来生活的期望是什么?

我的期望合理吗,依据是什么?

如果按照现在的情况发展,我的期望能否实现?

目前的训练能够帮助实现我的期望?

所有的康复训练都是为了让孤独症儿童更好地适应社会生活,提升孩子的人际交往能力。在给孤独症儿童安排康复训练时,首先要搞清楚我们的发展任务是什么,根据目标去评估孩子目前的能力发展状况,清晰地认识到孩子缺失的能力是什么、能力缺失的根本原因是什么。如果康复训练对实际生活没有帮助或者不能解决实际问题,没有在为孩子将来的生活做准备,没有在为提升孩子的社会能力做准备,那就是"为了训练而训练"。

评价一个人的社会功能,一般从生活自理能力、自我管理能力、社会适应能力、人际交往能力、语言交谈能力这五个指标来考量。

康复训练的实质是教会孤独症儿童在没有他人照顾的日子里如何自处、如何自理、如何自律、如何交往、如何自立等,进而获取有尊严、有价值的人生。对于孤独症儿童的康复训练,能否"历经磨难重见彩虹",关键取决于方向、方法是否正确,目标是否恰当。孤独症儿童的主要障碍是社会性发展障碍,康复训练的核心目标就是要提高孩子的社会功能,包括社会适应能力和人际交往能力等,其中社会性是康复教育中的重中之重。

第二节 普通儿童社会性发展概述

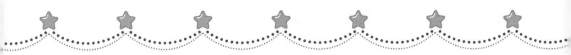

社会性的概念

人从出生开始就属于社会的一员,随着年龄的增长、社会生活范围的扩大,人慢慢从一个出生的自然人向社会人过渡。在交往中,我们开始学习不同的社会规范和交往规则,学习约束自己、理解他人,以便与他人融洽相处、结交朋友、顺利学习和工作等,进而成为一个合格的社会人。要成为一个社会人,其根本在于社会性的发展。

对于什么是社会性的问题,不同的学者给出了不同的解释。社会性是人的最主要、最根本的属性,它是决定人之所以为"人"的最根本的东西。根据美国心理学家贝克的定义:儿童社会性主要是指儿童在情绪交流、自我理解、了解他人、社会认知、人际技能、亲密关系、道德推理和道德行为等方面的发展。

社会性的特点

社会性不是先天具备的,是后天习得的

人不是一出生就具备相同的社会性,而是在后天的社交环境中接收来自不同人、文化、事物和自身的影响,从而形成社会性。在社会性发展的过程中,会出现有的人社会性发展较好,有的人社会性发展较差的情况。社会性发展较差的孩子,他们对社会的适应能力也很弱,很难与其他人和谐相处,表现为不和其他人玩耍、对外界变化缺乏好奇和探索欲、缺乏主动性、不遵从社会规范及社交规则、易冲动、易攻击他人等。

社会性是在社会交往中形成的

假如一个人远离了社会生活,失去了人际交往,那他只能是个自然人而永远不能具备一个社会人所具有的社会性。在这个方面比较经典的是关于狼孩的研究:印度人辛格在狼窝里发现了两个小女孩,经过辛格的细心照料与教育,其中一个女孩虽然学会了一些人类的技能,但直至她 17 岁死亡时,仍只具

备相当于正常 4 岁儿童的心理发展水平。从儿童发展的角度看,社会性的重要性不言而喻。

儿童社会性发展具有一定的逻辑顺序性

我们一般是先认识他人、认识自我,再认识彼此间的相互关系,如她是妈妈、我是乐乐,我们是母女等;先认识情绪、行为,再认识心理状态,如他在害怕,他可能会躲起来,他害怕是因为做错了事,妈妈会批评他;先认识身体、心理,再认识社会,如我很胖,我对自己不满意,他人可能会因此不喜欢我。

儿童社会性发展的理论研究

社会性是儿童学习和发展不可或缺的领域,是一切其他能力发展的基石。对此,不同领域的学者提出了自己的理论。

维果斯基的心理发展观

维果斯基是苏联卓越的心理学家,他着重探讨思维和语言、儿童学习与发展的关系问题,强调文化、社会对儿童发展的影响。他的主要观点集中在如下几个方面。

★ 人类出生以后最早几天的生活,都带有社会性;人从出生开始,直到去世,是彻底的社会实体。

★ 人的心理功能分为低级心理功能和高级心理功能两类。人的心理是在低级心理功能的基础上逐渐向高级心理功能转化的过程,而心理功能受环境与教育的影响。低级心理功能包括感觉、知觉、无意注意、形象记忆、直观的动作思维与情绪冲动等;高级心理功能包括观察、随意记忆、词语逻辑记忆、抽象思维、高级情感和预见性意志等。

★ 提出"最近发展区"概念,即每个孩子都有其实际的能力发展水平,同时也具备一定的潜力发展区,后者是可以在成人的指导下或是在同伴的引导下提升和增强的能力区域。

★ 人具备各种心理工具,主要包含各种符号、记号乃至词、语言,而其中语言是最为重要的心理工具。

埃里克森理论

埃里克森是著名的精神分析理论家,他认为人的发展是一系列的阶段过程,人在每一个阶段都有相应的任务和需要解决的心理社会问题。他把人的一生分成了八个既相互联系又相互区别的发展阶段。

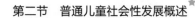

年龄范围	阶段	主要发展任务	发展障碍
0~1 岁	信任对不信任	建立对他人的信任感,获得安全感	与人交往时胆小惧怕、焦虑不安、不敢四处活动
1~3 岁	自主对怀疑与羞愧	能够独立做事情或自主行动,具备自信心、自主性、会积极探索	行动畏首畏尾、怀疑自己的控制能力,产生羞愧感
3~6 岁	主动对内疚	获得主动性,保持对外界的好奇与热情	畏惧退缩、无自我价值感,对自己的活动产生内疚感
6~12 岁	勤奋对自卑	发展能力感、胜任感,保持进取和勤奋的人格	缺乏生活基本能力、学业障碍,充满失败感和自卑感
12~18 岁	同一性对同一性混乱	自我独特性的知觉,自我社会角色	生活缺乏目标、较为迷茫、角色混乱,产生同一性危机
18~35 岁	亲密对孤独	发展爱情关系、性关系以及亲密友谊的发展	孤独感、个体会变得冷漠,回避人际交往
35~65 岁	繁殖对停滞	对生命连续性贡献的认知,对下一代成长的关心	关注自我,不关心他人的需要和利益
65 岁以后	自我完善对失望	人生成就的统一感,接受自我,理解自己的不可替代	悔恨,影响下一代信任感的形成

人在每一个阶段,都有可能存在发展顺利或发展不顺利的情况,顺利则完成发展任务,不顺利则会引发发展障碍,甚至有可能影响整个人生。

第三节 孤独症儿童社会性能力发展特征

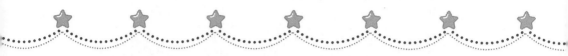

孤独症儿童社会性能力缺损的原因

引起孤独症儿童社会性能力缺损的原因有很多，既有先天性不足，也有后天因素的影响，归纳为以下几点。

先天发育不足：孤独症儿童之所以被发现，很多是因为本身存在病理性表现，如行为障碍、情绪问题、语言落后、智力低下或者不合群等。有学者提出孤独症儿童脑干和杏仁核及其相关神经网络等部位发育异常会阻碍其社会化过程，使得其无法分化情感发展，从而失去自我意识成熟和学习认识他人情感的机会。孤独症儿童的"镜像神经元"功能激活异常或功能低下，这种现象可导致其出现早期模仿能力的缺陷，影响以后一连串的情感、分享、注意等的发展，进而损害更多的社交功能。

尽管存在先天发育不足，但疾病程度相似的年幼儿童的预后明显优于年长儿童，说明年龄越小，神经系统的可塑性越大，这也是我们强调要早检查、早治疗、早干预的原因。

缺乏包容的社会文化和社会环境

首先，由于社会中很多人对于孤独症缺乏认知，不了解孩子的特征，导致他们不能理解孩子奇怪的行为和说话方式。有些孤独症患者的父母为了避免孩子"惹是生非"的行为，尽量不带孩子出门，如果必须外出就选择自驾或者乘坐出租车，以此减少孩子接触他人并"犯错"的机会，殊不知这样做会剥夺孩子了解社会、适应社会的机会，让孩子融入社会、掌握社会技能的难度增加。

其次，针对孤独症儿童，目前的趋势是融合教育，普教和特教的有机结合是融合教育的本质特征。对于特殊群体，这种融合教育资源处于僧多粥少的状态，大部分孤独症儿童的家长会选择"随班混读""隐形就读"，不敢将孩子的真实情况告知学校，担心学校将孩子拒之门外。然而如果无法满足孤独症儿童的特殊教育需求，仅是接收其就读，并不能从根本上改善孤独症儿童的预后。

因此，社会的包容、理解、接纳、支持，使孤独症儿童至少享受与普通儿童一样品质的基本教育和社会公平，不再受到歧视，才是他们融入社会的基本条件。

父母的干预及专业知识缺乏的问题

有个孩子刚被诊断为疑似孤独症的家长向我咨询："我的孩子被诊断小肌肉能力不良、没有语言、社交能力也比较差,我是不是应该去找三个专门的机构,分别对孩子的小肌肉、语言和社交能力进行针对性康复训练?"

在现实生活中,像这种一周带孩子辗转于四五个康复机构的家长很常见,家长的出发点是希望孩子更好的康复,但是从专业的角度来看,这就是舍本逐末。

不论是什么样的教育、采用什么样的技术或方法,最终都是为目标服务。我们想要的绝不是类似"有语言""小肌肉灵活"这种"填鸭式"目标。社会功能的康复才是我们首先要考虑的问题,我们想要孩子成为什么样的人,在社会生活中达到什么程度,如会不会照顾自己、能否懂得控制自己而不去影响他人、能否与他人进行有来有往的交谈、能否在学校遵守纪律、能否与同学友好相处……其实父母想要看到的绝不是孩子会说多长的句子,而是孩子在社会生活中能否根据不同的处境和不同的对象说出适宜的话。

父母或者照看者的教养意识

现在很多孩子是独生子女,生活中的很多事往往是家长包办,导致孩子没有机会去自主做事情。很多家长为了让孩子节省时间去赶不同的康复课程,会帮助孩子穿好衣服、喂好饭。在我的记忆中,有一个叫小波的孩子,已经快11岁了,他能说话,会表达自己的需求,然而却不知道大小便的时候要进入卫生间内才能脱裤子。试想,一个11岁的孩子还未进入卫生间就脱掉了裤子,会给他人带来什么影响,而他人会怎样想、怎么看……这岂不是比不说话更加糟糕。我们应该鼓励孩子自己的事情自己做,学会自己穿衣、自己吃饭、自己睡觉等自我照顾行为。自理、自我照顾是社会对我们生而为人的基本要求,也是社会性的基础。

还有一类父母则是以"工作忙,没时间"为由把孩子丢给家里的老人或者保姆照看,而老人或保姆只能满足孩子"吃饱穿暖"的基本需求。从社会性的角度来看,孩子最初产生的情感就是依恋感,这是与自己最亲近的父母形成的一种情感联结,是其他任何关系无法替代和弥补的。最长情的爱就是温暖有爱的陪伴,尤其对于孤独症儿童而言,更需要这种情感支持。

孤独症儿童社会性能力缺损的行为表现

社会性对儿童来说是非常重要的一个发展领域,影响着儿童生活的方方面面。对于孤独症儿童来说,社会性更是重中之重,决定了他的生存和生活质量。

在与不同类型的孤独症儿童及其家庭深入交流的近二十年的实践经验中,我们通过研究发现,孤独症儿童的社会性能力缺损表现主要有如下几种。

自我意识缺乏

不会使用代名词"我"、不能保管好自己的物品、不能坚持自己的想法、不能控制好自己的情绪、不能管理好自己的行为、无法拥有自尊和自信、不会考虑自己的行为可能会对他人造成的影响,有的孩子甚至基本处于无意识状态。

缺乏对社会规则的认知

当适龄的孩子进入幼儿园后,经常听到幼儿园老师反映孩子不守规矩、经常跑到外面自己玩,有的孩子还喜欢爬高,一点儿危险意识也没有,甚至喜欢打人或抢他人的玩具等。由此可以看出,大部分孤独症儿童缺乏对环境的认知,不明白、不遵从环境的要求,适应环境的能力较差,不明白自己的角色,如我是学生、我要听老师的话等,从而引发了一系列问题。

心智解读能力存在缺损

一般儿童4岁左右心智解读能力开始发展,能理解他人的情绪、想法、意图等,能推测他人的行为,逐渐能听出他人的言外之意,能拆穿骗局和谎言。孤独症儿童在4岁左右较难达到普通儿童的心智解读能力水平,因此研究者指出,孤独症儿童的心智解读能力存在缺损,但具有发展空间。

沟通能力不足

沟通是社会性发展的一项重要工具,然而孤独症儿童基本都会出现语言和沟通障碍,只是表现形式略有差别而已。有的孩子无法沟通,他们可能不会说话,或者发音不清晰、不会使用非言语沟通技巧,沟通理解能力低下,无法理解他人话语的含义;有的孩子缺乏沟通需求或动机,他们可能能听懂,但不会注意听他人说话,或能对他人的话语作出沟通反馈,但反馈时出现用词不当、答非所问等情况,甚至拒绝交流和沟通;有的孩子语言结构混乱或不完整,如说出类似"我和妈妈电影院昨天去的"的话;有的孩子无法体会他人的言外之意,在与同龄人沟通时会表现出对同龄人的话题不感兴趣或者跟不上同龄人的思维,无法就某一主题与同龄人交谈等。

没有或者缺乏社会性动机,社会性注意力缺陷

孤独症儿童的兴趣常常停留在物件或者单一的活动上,而对交往的人缺

乏相应的情感需要,不喜欢与人交往,觉得自己玩比与他人一起玩更好。兴趣的缺乏直接导致孩子在社会交往中注意力涣散,或注意力转移以及注意力维持困难等。普通儿童14个月左右就能出现共同分享式注意力,而有些孤独症儿童甚至在六七岁时仍未发展出此项能力,还有的孤独症儿童在与人交流的过程中趋向于回避他人的目光。

交往技能缺乏

因交往技能缺乏,孤独症儿童常常出现不恰当的举动,如很喜欢一个人,想与他互动和交流,孤独症儿童可能采取的方式是走过去重重地推那个喜欢的人一下。因缺乏社交技能,孤独症儿童往往无法应对一些冲突或者问题,进而引发行为和情绪问题,如自己的玩具被同伴抢走了,他可能会以大哭躺地的方式来应对。

思维灵活性欠缺

孤独症儿童由于思维缺乏灵活性,无法从不同角度和观点来分析事情,觉得是就是是,非就是非,没有灰色区域。举个例子,有一个孤独症儿童乘坐电梯,当一位叔叔进入电梯后,电梯不知什么原因发出了超载的警报声,那位叔叔退出后再进入电梯警报声就消失,然而孩子却开始大声哭闹,一直说"你出去,你进来电梯就超载了,警报都响了,你还进来",哭闹一直持续了两个小时才结束。

情绪与情感发展异常

情绪与情感的发展是社会性发展的重要条件,但很多孤独症儿童往往在情感方面发展受阻,尤其是在社会情感的发展中缺乏必要的同情心、同理心、道德情感等,如孩子的爸爸妈妈吵架了,妈妈在伤心地哭泣,而孩子还在一旁蹦蹦跳跳,高兴不已。

第四节　社会性训练在孤独症儿童康复中的作用

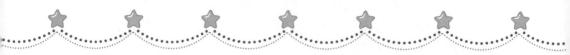

　　社会性训练涵盖了孤独症儿童生活的方方面面,从生活到学习、从家庭到社区、从父母到同伴、从自我到他人、从行为到心理等;既包括了个体的成长,也包括了与他人及社会系统交互中的成长。对于孤独症儿童而言,社会性康复是一个社会功能康复的过程,社会性课程是以培养孤独症儿童的认知与思维、社会情感、社会动机、社会行为,促进社会交往能力发展为基本内容的课程,孩子需要学习自理、自尊、自信、自立、自我管理、自我成长等能力。

让孩子掌握生活技能,具备基本的自我照顾能力

　　社会性的一个很重要的原则就是要培养孩子的自主性。在社会性教育引导下,孩子会开始喜欢尝试自己的事情自己做,并能享受由此带来的成就感和愉悦感。对于自主性的第一要求是要学会自我照顾,而自我照顾的第一步是要学会生活自理,除了具备基本的穿衣、吃饭、如厕、洗漱、独自睡觉等能力外,还要学会独自安全居家,能够做一些诸如拖地、做饭、洗衣等的简单家务。对于大龄孤独症儿童而言,还要学习解决生活中出现的问题,如没有米的时候知道去买米、停水了知道去外面吃饭等。社会性训练要做的就是让孩子脚踏实地一步一步地走向社会、熟悉社会,最终适应社会、融入社会。

让孩子成为一个易于相处的人

　　易于相处的标准分为两层:第一层是做一个易于照顾的人。做一个易于照顾的人,就需要在外部控制(如父母的要求)下管控自己的行为和情绪,不对他人产生危险和影响,能做一些简单的家务等。社会性训练中的自我意识训练能够让孩子学习自我觉知,了解自己的情绪是怎么来的、自己的行为是否符合照顾者或者社会的要求,从而学习按他人的要求调节自己的情绪和行为,高阶的孩子能够做到自己管控自己的行为和情绪,做到有效管理自己,不干涉和影响他人。这样孩子的故意性行为、自伤行为、冲动行为、攻击行为都会大大减少,从而达到易于照顾的基本标准。

　　易于相处的第二层标准就是能够成为一个积极主动的社会交往互动者。

社会性训练通过自尊的提升、人际交往能力的学习、心智解读能力的加强,帮助孤独症儿童获得人际交往(包括亲子交往、师生交往、同伴交往等)的知识、习得各种社会交往的技能以及养成良好的行为习惯,引导儿童学习理解、帮助、同情、关心他人,通过大量群体生活经验,让儿童从交往态度、交往技能和交往情感上获得较大改善,同伴更愿意与之互动和交往。

让孩子的行为符合社会规范和社会期望

在社会性训练中,通过不同形式的教育活动,让孤独症儿童学习理解及遵从不同的社会行为规范和规则,如学习遵守同伴互动中的游戏规则,遵守课堂纪律、学校纪律,学习不同社交场景里的规则、规范,知道人多的时候是需要排队的、买东西是需要给钱的、有些事情在特定场景下是不允许的,明白做人的道理、学习文明礼貌、尊老爱幼等社会文化内容。通过让孤独症儿童掌握并遵循这些规则,使其在行为、态度、价值观等方面与社会保持一致。当儿童按照社会的要求去规范自己的行为时,就容易成为被他人接纳的人,从而顺利地融入群体生活。

社会性训练除了让孤独症儿童的行为符合社会规范外,还可以使儿童更符合社会期望。其重点是教导儿童学会承担自己的社会角色、扮演好自己的家庭角色,知道自己在家庭的位置、承担的家庭任务,学习做一个有感情的家人。如知道我是爸爸妈妈的孩子,我是家庭的一员,我可以帮爸爸妈妈分担家务,我要爱爸爸妈妈,在他们难过的时候我要给予他们支持和安慰。经过社会性训练,孤独症儿童还可以承担符合要求和期望的其他社会角色,能感受到自己在社会和集体中的地位和作用,如做一个好学生、好组员、好班长、好朋友等。

让孩子有自己的生活目标,学会做一个独立的人,拥有健康的自尊和自信,学习悦纳自己

社会化与个性化并不是两个分化的过程,而是一个统合的过程。社会性训练不仅为孤独症儿童提供了社会性经验,还要促使儿童个体的成长。通过社会性训练,儿童会明白每个人都是不同的,都有自己的优点和缺点,都有自己独特的外貌和独一无二的意识、思维,自己不可能成为第二个"他人",学习喜欢现在这样的自己。对于孤独症儿童,更需要清醒地认识自己,如此才能以良好的心态和行为来面对社会。

社会性训练还将教会孤独症儿童自我管理，自己为生活做计划，制订符合自己能力的生活目标甚至是后期的职业目标

社会性训练的一个重要功能是让儿童了解"理想的我"，有自我的期许，并能为"理想的我"而努力。

社会性训练是一个综合性的课程体系，它不是单纯地上个语言课解决不说话的问题，也不是上个感觉统合课解决感觉失调的问题，它是一种全面发展的课程体系，有清晰完整的理论体系，有系统科学的目标，有详尽有效的活动支撑，最大程度地解决孤独症儿童的病理性特征，提高其沟通能力、社交能力，改善其行为和情绪问题，促进其社会适应能力和人际交往能力的全面发展，从而为孤独症儿童适应社会、融入社会提供有力的支持。

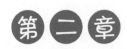

四维五阶社会性训练体系

　　社会性训练是帮助孤独症儿童康复的重要方式，为了让广大康复训练师在实际工作中能够做到分级训练、协调儿童各项能力均衡发展，我们将儿童社会性训练分成了四个维度、五个阶段，本章将具体阐述社会性训练的指导方针、要点和原则。

第一节　孤独症儿童的社会性训练要点

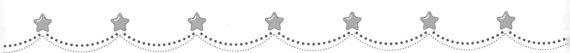

综合研究维果斯基的文化历史心理发展观和埃里克森心理社会发展八阶段理论,我们不难发现社会性的发展是伴随人一生的,其中儿童社会性发展属于一种初始社会化,是最关键、最核心的社会化阶段。在这个阶段,孤独症儿童社会性训练的有如下要点。

教谁和教什么的问题

这是有关社会性训练的对象和内容的问题,本书研究的主要是孤独症儿童的社会性发展。我们在开展训练前,需要清晰地了解孤独症儿童这一群体及其年龄特征,因材施教、因人施教是基本指导原则。

在训练开始前,需要设置合理的期望值,也就是长期目标,接下来要设置合理的能力目标。合理的期望值,即长期目标,一定是朝着发展儿童的社会功能这个大方向努力,让孩子能够较好地适应社会、融入社会,即康复的终极目标。

合理的期望还包括不降低自己对孩子的期望、不攀比。有的家长认为孩子被诊断为孤独症很可怜,于是会主动降低自己对孩子的期望;也有的家长刻意地将自己的孩子与其他孩子进行对比,或者与自己的理想预期进行对比,无限提高对孩子的期望,导致康复目标设置不合理或者盲目进行康复训练的情况。我们期望孩子能"好",必须结合孩子的智力水平、情绪情感关系、学习能力、社会性动机等设置长期目标。

有了长期目标后,我们还得为孩子设定合适的能力目标。在设定能力目标时,需要参考孩子的生理年龄,如我们在为一个3岁的孤独症儿童制订能力目标时,要充分考虑3岁的孩子应该具备的能力。目标制订过高,孩子会缺乏兴趣和信心,容易产生退缩、逃避、抵触等行为和负面情绪;目标制订过低,对孩子来说会缺乏挑战性,难以激发孩子的好奇心和学习热情。但生理年龄只是制订能力目标的一个参考,更为重要的是我们需要参考孩子的具体能力发展年龄,如一个孩子7岁了,但受到如孤独症、发育迟缓、智力障碍等因素的影响,孩子能力发展年龄可能只有3岁,那么我们还是应该从3岁的能力目标进行介入,所以说训练前对孤独症儿童的能力进行全面评估是非常重要的。

确定了能力目标和年龄点后,究竟如何制订具体目标呢? 儿童社会性领域包括社会适应和人际交往。我们从这两大领域来看看具体的目标设置。

社会适应领域的学习和发展目标

需要认识社会环境、知道社会环境的意义以及如何利用社会环境达到适应社会生活的目的

如孩子需要认识医院,知道医院是看病的地方,自己不舒服的时候可以去医院看医生,进而知道应该如何挂号、候诊、就诊、取药等。

需要适应环境的变化

首先要明白不同的社会环境有哪些特点,如知道电影院里是昏暗的、封闭的,和外面的环境不一样。其次要接受和接纳环境的变化,如我喜欢看电影,我愿意待在这个昏暗的环境里,能接受电影里可能突然出现的声音等。最后是适应不同的环境,如去往不同的地方,能较快地适应。

需要作出符合环境的行为

如进去电影院时需要检票,电影院看电影需要根据电影票的座位号对号入座,在电影院看电影时不能说话,即使需要说话,也要小声交谈。

人际交往领域的学习和发展目标

愿意主动交往

儿童一般因为问题情境、情感和交往的需要等引发主动交往的意愿和举动。如在游乐场,艾丽觉得一个人玩耍没意思,于是想去找乐乐一起玩。

交往时给予对方及时的信息反馈

信息可以以言语或者非言语的形式进行反馈。及时的信息反馈是交往持续下去的必备要素。如上面例子中,当乐乐眼睛转向艾丽时,艾丽要及时作出回应,如"我们一起玩,可以吗?"至此,及时的信息反馈为两个人的共同活动提供了初级平台。

采取恰当的交往行为和态度

儿童以友好的态度,采用不同的交往技能与他人建立和平相处模式。如艾丽和乐乐滑滑梯时,他们可以采取轮流滑、一起抱着滑,或者去玩另外一个他们俩都喜欢的游戏等,以此推进共同活动、共同交往的发展。

具有相应的情感反应

随着交往的推进、认知的发展、彼此了解的深入,人们开始产生亲密的情感关系,如团体荣誉感、同情心、同理心、友谊、爱情等。艾丽和乐乐经常在一起玩耍,他们建立了较好的互动关系。有一次乐乐滑滑梯时不小心摔了一跤,这时艾丽可能会表现出及时的关心和同理心,如"你还好吧,一定很疼吧,有没有受伤?"

谁来教、在哪里教的问题

这是有关实施社会性训练的人和地点的问题。社会性训练的目标之一是要适应社会生活,那么社会性训练就应该在生活中的任何场景中进行,包括学校、家庭或者其他社会环境。由此可以推断,相应社会环境中的老师、家长、同伴、社会人员等都可以成为孤独症儿童社会性训练的施教员。比如,孩子在学校里学习了钱币的概念,老师教导孩子模拟"跳蚤市场"进行买卖活动,孩子也可以在购物、乘车等社会活动中去使用钱币。在这里,认识钱币属于认知范畴,是社会性训练的基础,而学习运用钱币则是社会性训练的根本目标,学以致用才是社会性训练的重中之重。

怎么教的问题

这是有关实施社会性训练的策略和方法的问题。基本策略为:提供一个学习的知识点,让孩子反复练习这个技能,直到他领会、掌握知识或经验,最后不断内化,即将单一的知识变成孩子能够灵活运用的能力。比如,我们教导孩子学习打招呼,就可以制造机会和情境让儿童向老师、邻居、亲戚朋友等不同人打招呼,这其中可能需要经过示范、协助、提示、模拟、游戏等方式让孩子反复去练习和运用,最后以孩子在生活中看到熟悉的人能主动打招呼为此项教学任务的结束点,由此代表"打招呼"成了孩子一项自主具备的能力。

第二节 四维五阶社会性训练的内容

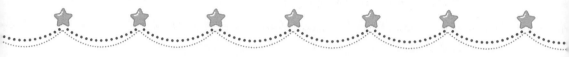

社会性的理论研究角度各有不同,我们综合各家观点,在孤独症儿童社会性领域的学习和发展上梳理出两个不同的训练维度,一个是从儿童发展能力范畴来划分的横向维度,也就是四维社会性训练;一个是从儿童发展阶梯来划分的纵向维度,也就是五阶社会性训练。这两个维度标示出整个训练框架总的方向和发展领域。

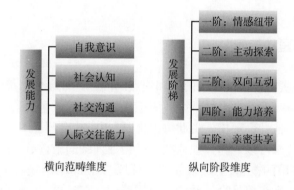

横向范畴维度　　　　　　纵向阶段维度

四维社会性训练

四维社会性训练主要呈现了孤独症儿童融入社会生活所需要发展的各种技能,主要包含自我意识、社会认知、社交沟通及人际交往四大能力版块,康复训练师需要在四大能力领域中有重点、有阶梯地指导孤独症儿童进行社会性训练。

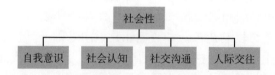

婴儿自出生后就会用哭来表达不同的需求,与照料者进行交流,饿了会哭,困了会哭,尿湿了也会哭,这就是社会性的一种表现,是我们适应社会、进行人际交往的最初渠道。

在婴儿期,孩子就学会了体察自我感受(我饿了、困了、要抱抱等),然后知道要向谁来求助(让我们产生依恋感的父母),接着使用一种非言语的交流方式——哭,并且能用哭声表达自己的需求。对婴儿的哭声,父母会作出积极的回应,如喂奶、拥抱、换尿布等,从而建立起初步的单向交往模式。随着孩子年龄的增长,与他人的交往越来越多,也越来越复杂,逐步发展出自我意识、语言沟通、心智解读能力、观点采择、解决问题、同伴互动等能力,以更好地适应社会和融入社会。我们将这些能力综合成自我意识、社会认知、社交沟通以及人际交往四大能力领域。

自我意识

人只有拥有自我意识,才能很好地认识自己、知道自己在做什么、知道自己的感受和心情,这样才能在与他人交往时很好地调节自己的行为和情绪,避免不必要的冲突。人只有认识了自己,才能帮助自己更好地去认识他人。

社会认知

社会认知的提升,可以让儿童更好地理解他人,理解他人的情绪、想法和意图,尤其对于友谊和高级情感的发展具有极大的促进作用。社会规范的认知和学习又能进一步发展个体的自我意识。

社交沟通

沟通是自己与他人交互的桥梁,是人与人交往的必备工具。情绪不好时,我们可以表述为"我生气了""我对你很不满意""我想要蛋糕"等来进行自我调节。在社会认知的学习上,成人可以通过语言这样一个便捷的方式直接告知儿童行为的标准是什么,如"要排队上车"等;通过语言,儿童也可以清晰表达自己的观点和对他人的感情,如"我觉得打人是不对的""我很喜欢你,我想和你做朋友"。非语言沟通在社交中也起着非常重要的作用,在社交沟通中65%的信息是通过非语言符号传达的。

人际交往

人际交往能力是孤独症儿童社会性发展的核心。学会交往是实现生活自理、生活自立的必需条件。学习交往是孤独症儿童走出家门的必修课,也是其社会性发展水平的综合体现。随着人际交往能力的提升,儿童与他人逐渐产生了密切的情感联系,愿意更多地去在意他人的感受和看法,也更愿意表达自己。不断加深的人际交往能促进孤独症儿童道德感的提升,由此使其在是非对错的认知和判断上有了更清晰的标准,在同伴群体的参照作用下,孤独症儿童的自我意识也会逐渐趋于成熟,形成自己特有的个性。人际交往能力的提升能促进各能力的发展。

只有全面发展自我意识、社会认知、社交沟通和人际交往能力,孤独症儿童的发展才能平稳进行。

五阶社会性训练

五阶社会性训练指导我们找准社会性训练的起始点,制订适宜儿童发展的干预目标以及检测康复训练效果。

参照埃里克森的研究理论,我们认为孤独症儿童在每个阶段都有特定的学习任务,而每一阶段的学习任务都包含了自我意识、社会认知、社交沟通和人际交往四大能力领域。孤独症儿童四大能力的发展需遵循普通儿童的发展规律,但又不能简单地画等号。

根据孤独症儿童的发展特征,我们将社会性训练分为五个阶段,并设置出每个阶段重点的发展内容和发展任务,旨在为孤独症儿童家长及康复人员提供科学、系统和阶梯性的理论指导。

阶段	阶段名称	社会性训练重点
一阶	情感纽带	成人与儿童单向垂直关系交往阶段;情感链接、社交兴趣、定向注意力及回应能力是此阶段重要的发展内容
二阶	主动探索	培养儿童主动性和自信心。语言、社会认知和自我意识进入萌芽和发展阶段,处于儿童与成人双向互动阶段。口语语言、自我认知、亲和动机和共同注意力等是此阶段重要的发展内容
三阶	双向互动	培养儿童与同伴间的双向互动能力。自我意识、社会认知、言语能力取得较大的发展,处于儿童与同伴双向互动阶段。自我体验、外部调控、各项社会认知、口语交流、游戏及社交技能在此阶段得到协调发展
四阶	能力培养	培养儿童人际交往技能和社会情感发展。这一阶段儿童的自我意识处于完善期,主导活动类型为学习活动,更多关注自己在班级里的表现。自我调控、复杂社会认知、语言及非言语沟通、社交维持、发展友谊和同伴团体是此阶段重要的发展内容
五阶	亲密共享	培养儿童独特自我和亲密共享关系。在此阶段儿童开始思考个人独特的优点和缺点,对未来生活的规划与选择,同伴关系发展为亲密而又相对持久的共享关系。自我价值、自我主张、自我接纳、自我规划与决策、高级社交技能、亲密共享关系、自如应对各种社会生活问题是这个阶段重要的发展内容

孤独症儿童的社会性发展具有一定的顺序性,各个阶段之间存在着密切的联系,各个阶段的先后顺序不能颠倒或跳跃式发展。我们只有了解了社会性发展各个阶段的特点,掌握发展的来去龙脉,才可以通过有目的、有计划、有组织的训练去发展孤独症儿童的社会性功能,在一定范围内加速其社会性发展的进程。

第三节　四维五阶社会性训练的原则

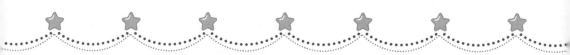

前文我们介绍了社会性训练的两个维度,明确指出儿童在每一阶段都有其特定的训练任务,在各项能力的发展中存在着递进关系。为了帮助家长及康复训练师更好地对孤独症儿童进行社会性训练,走好第一步,我们给出以下五点训练原则。

找准康复目标,制订个体康复计划

这是整个康复训练的指南针。在开始训练前,我们需要对孤独症儿童进行详尽的评估和测量,即社会性发展评估,以便确定孩子目前的能力发展阶段和相应的短期、中期和长期计划,根据计划教导孩子。只有制订了科学、系统的康复计划,才能保证训练在实施过程中的针对性和有效性。训练实施过程中需要康复训练师、孤独症儿童的家庭成员以及学校教师的互相配合和共同努力。

孤独症儿童在经过半年或9个月的康复训练后,我们需要对其进行再次评估和测量,以检测训练效果,也为下一轮康复计划的制订设置合理的目标。

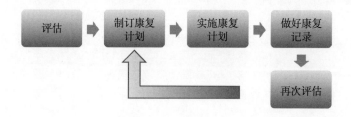

在社会性训练过程中,孤独症儿童家长或康复训练师不仅需要了解社会性康复的四大能力领域,还需要知道孩子在五个阶段中每一阶段的发展重点和发展任务,这样才能做到把握正确的方向,有的放矢地进行训练。

重视理论指导

在开始社会性训练前,请仔细阅读关于社会性训练的要点和各项能力的框架部分,上述内容为后续的训练提供了指导方向,可以帮助孤独症儿童家长或康复训练师选择合适的训练方法。

理论要结合实践

在重视理论指导的基础上,还需要在实际的训练中结合孤独症儿童的自身特点进行适当的调整,以理论指导实践,在实践中寻找更适合孩子的训练方法。

四大能力同等重要

在五个阶段的社会性训练中,四大能力(自我意识、社会认知、社交沟通和人际交往)同等重要,需要共同提高。

全体总动员

很多家长认为孩子的康复效果完全取决于康复机构,所以会带着孩子辗转于众多机构进行训练以期帮助孩子"补窟窿"。但实际上孤独症儿童的康复效果在很大程度上取决于家庭成员的态度、参与度和专业度。我们强调,孩子的康复不是康复机构一方的事,也不是妈妈一个人的事,更不是爷爷奶奶的事,作为孩子的父母,需要付出较多的时间持续陪伴孩子康复。

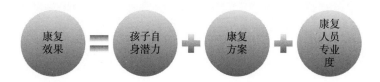

明确康复目标,制订适宜孤独症儿童的科学的康复方案,是训练的导航塔,是开启训练的第一步,而培养主要训练者(孤独症儿童家长和康复训练师)的专业态度、专业知识和专业技巧则是保证训练效果的基石,两者缺一不可。

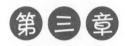

第三章

四维社会性训练之自我意识训练

　　自我意识是社会性四大能力版块之一，完成本章所述的训练，孤独症儿童将会清晰地认识和评价自己，能够独立进行自我服务、自我管理、控制自己的情绪和行为、规划自己的时间和未来、将自我发展和外部世界进行有机整合。随着自我意识训练的完成，我们将会看到孤独症儿童如同完成了一次质变。

第一节　自我意识总述

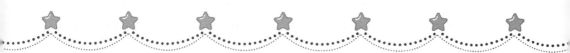

自我意识的发展特征

儿童在一些社交情境中常会被要求进行自我介绍,如"我是贝贝,今年 5 岁了,我喜欢踢足球,还喜欢骑车,我骑车骑得很快。"这些话语的表述就是自我意识的一种表现。

自我意识是人对自己各种身心状况的认识及对周围事物关系的各种体验。

人刚出生时并没有自我意识,小婴儿会有吃自己的手指、脚趾以及扯自己头发的行为,成人看了会觉得十分可爱,实际上小婴儿只是把自己的手和脚当成了玩具,并未意识到这是自己身体的一部分,所以有些时候他们甚至会因为自己将自己咬疼了而大哭。一些研究者通过实验证实 18~24 个月的孩子才开始出现明确的自我意识。

人的自我意识从萌芽、形成、发展、完善到成熟,大约要经过 20 多年的时间。结合普通儿童发展曲线,我们将孤独症儿童自我意识能力的发展分为以下五个阶段:

自我意识萌芽阶段

这个阶段的孩子并不能区分自己和非自己的东西,处于主客体未分化状态。随着年龄的增长,孩子能产生自主动作,知道自己是活动的主体,这标志着"主体我"的出现。

生理自我发展时期

这个阶段的孩子一般对自己的身体、动作、名字以及个人所有物等有一定的认识;儿童能把自己和他人区分开来。开始发展类别自我,能根据自己的外在特征把自己归为某一类;开始出现羞愧感、占有心,要求"我自己来"(自主性);行为模式上仍以自我为中心,以自己的身体、动作、想法和情感来认识外部世界。开始具有简单的自我评价。这个阶段是自我意识发展的飞跃时期,从"主体我"发展为"客体我"。

社会自我意识形成阶段

这个阶段的自我意识有了新发展,孩子开始参加不同形式的教育活动,常常根据他人的观点去评价自己,如"我很厉害,因为老师表扬我"等,开始意识到性别角色,自我认知和自我体验也有了不同程度的发展,但在自我调控上仍以外部控制为主。

社会自我意识成熟阶段

这个阶段的孩子开始关注自己的内部世界,开始能有意识地调节控制自己的行动,同时逐渐掌握各种角色观念,如家庭角色、同伴角色、学校角色等。孩子通常以社会要求、他人要求为标准来认识外部世界。

心理自我意识阶段

这个阶段也称为自我同一性阶段,这个阶段的孩子通过对自我的发现,产生独立的愿望,开始想摆脱父母的控制,对自己和他人的内心世界、内心品质(如性格、气质、能力、爱好、理想)产生兴趣,并且能依照社会准则客观、公正和全面地评价自我,能理性思考事物,具有深刻的情绪体验和自觉的自我调控能力,能自己制订行动和生活目标,追求"有意义、有价值"的人生,且在此基础上开始自我教育、自我反省和自我完善。这一阶段的主要任务为主体我对客体我进行考察、认识以及自我同一性的发展。

自我意识的作用

判断一名孤独症儿童的社会性程度,自我意识的发展水平是重要的考量指标之一。孤独症儿童和普通儿童的主要区别不在于"会做什么"和"不会做什么""能做什么"和"不能做什么",重要的是他是否知道"我这样做对自己和他人意味着什么",它对儿童人际交往、社交沟通以及他人认知具有明确的指导意义,是儿童社会化的重要一环。

做更好的自己

儿童对自己有清晰地认知,知道自己会什么、不会什么,会对自己进行客观评估,在做事情时能量力而为,增加儿童的成功感,从而形成良性循环(即儿童会愿意做力所能及的事情,而成功感将激发儿童下次积极地做事情)。儿童知道自己的优点和缺点是什么,从而知道如何去改正自己的缺点,进行自我教育和自我监督,帮助自己变得更好。

提升主动性

自我意识的提升使儿童在感知自己的同时,也明白自己和他人、和所处世界是相关的,从而激发儿童对他人和世界的探索欲。自尊心和自信心的提升也可以促进儿童的主动性,包括主动学习、交往与调节等。

有助于情绪调节、问题行为的预防和干预

自我意识的"意"重点解决儿童的情绪和行为问题,让儿童作出社会期望的适应性行为,消除和减弱问题行为,使儿童能够清楚地了解自己的情绪,并能够体验自己的情绪、行为对他人的影响,主动修正、调节自己的行为和情绪。

提高儿童社会适应、社交沟通能力,使人际关系更为和谐

儿童只有清醒地认识自己,才能在与他人的互动中摆正自己的位置,有选择地接纳他人的意见和评价,知道他人对自己的评价是对还是错,有自己独立的思考和想法,避免不必要的冲突。同时,自我意识让儿童认识自我角色和角色任务,并承担自己相应的角色任务和职责,这也是社会适应性中非常重要的一环。

自我意识能力的表现并不是一成不变的,随着年龄的增长,在行为、态度和情感方面的体验也是不同的,所以自我意识的发展是一个较为长期的任务。自我意识能力的训练,其根本目的是把孤独症儿童培养成一个自理、自主、自爱、自信、自尊、自立的具有社会和生活价值的个体。

第二节 孤独症儿童自我意识训练内容

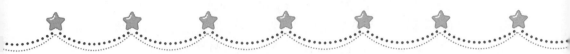

自我意识有多种划分标准，弗洛伊德提出了自我意识三分结构，即本我、自我和超我；从内容上可分为生理自我、社会自我、心理自我；从自我观念上可分为现实自我、投射自我、理想自我；从自我意识形态角度可分为自我认知、自我体验和自我调节。本书参照自我意识的形式进行分类训练，主要能力框架如下图所示。

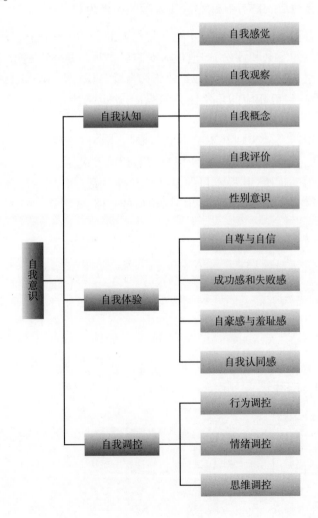

自我认识、自我体验和自我调节分别代表知(认知)、情(情感)、意(意志)。

自我认识(知)

自我认识在于解决"我是否知道我自己""我是一个什么样的人"的问题,如儿童观察自己的身形,认为我太胖了;分析自己的个性时,认为自己很乖巧;用批评的眼光看待自己时,觉得自己是个丢三落四、很马虎的人。只有在了解了"是什么"的基础上才能进行评价,如我学会了骑车,这是一个与"我"相关的事实,然后才会基于这个事实作出评价"我学会了,我好棒""我比东东学得快,我太厉害了"等评价。

自我体验(情)

在自我认识的基础上产生,自我体验主要在于解决"我有什么价值""我是否接受自己"的问题,主要培养儿童"对自己满意""喜欢并欣赏自己"的观点和能力,体现在对自我价值、自我能力的认同和控制力上。如果儿童觉得自己很笨,总是学不会骑车,就会产生自卑、自怜的情绪体验;如果儿童觉得自己超级厉害,一下就学会了骑车,就会产生自信、自豪的情绪体验。

自我调节(意)

是意志(或决策)阶段,自我调节主要在于解决"我是否能控制我自己""如何有效地调节自己""如何改变现状,使自己成为一个理想的人"之类的问题。人只有了解事物"是什么"以及"有什么价值",才知道如何正确地处理和对待问题。如儿童知道发脾气是不对的,是大家不喜欢的,那么就会控制自己的情绪,不乱发脾气。

自我认识(知)、自我体验(情)、自我调节(意)这三者统一于自我意识中,它们之间是密不可分、缺一不可的。缺乏认知,情和意就是无根无据的、盲目的,失去了行动的方向;缺乏"评价"和"情感",认知和意志就是麻木的、没有思考力的;缺乏"意志",认知就停留在表面,失去了灵活性及生动性,人也缺乏进步的动力。

能力领域Ⅰ:自我认知(知)

自我认知是自我意识的认知成分,它指个体对于客观事物的感觉、知觉和表象,包括感知觉、注意、记忆、思维和想象过程,分为自我感觉、自我观察、自我概念、自我评价、性别意识五个能力版块。

能力领域	能力版块	具体目标
自我认识	自我感觉	外部感觉输入:视觉、听觉、味觉、嗅觉、皮肤觉等感知 内部感觉输入:身体的痛苦、饥饿、疲倦等感觉
	自我观察	自我行为、感觉、态度、信念等的观察和分析
	自我概念	生理自我认知、社会自我认知、心理自我认知
	自我评价	生理自我评价、社会自我评价、心理自我评价
	性别意识	教导性别辨认、性别角色及性别概念

自我感觉

自我感觉主要包括外部感觉和内部感觉。

外部感觉　包括视觉、听觉、味觉、嗅觉、皮肤觉等,我们常常这样表述:"我看到一个白色的东西""我听到一种奇怪的声音""我尝到一股酸酸的味道""我闻到一种香味""我觉得身上凉飕飕的"等,这些都是外部感觉。

内部感觉　包括身体的痛苦、饥饿、疲倦等,对于孤独症儿童而言,他们对身体的知觉能力较差,需要制造情境教导他学会表述内部感觉,如"我不舒服""我好累"等。

自我观察

自我观察也叫自我内省法,是指主体我去观察客体我,即"我看到的我是怎么样的",包括观察和分析自己的行为、感觉、态度、信念等,如当我们饥饿时候,肚子会咕咕叫,很想吃东西,但在食物没有准备好之前,我们会告诉自己再忍耐一下。

自我概念

自我概念是指孩子在各种活动中逐步加深对自己的了解,包括了解生理的、社会的和心理的特征,也称为生理自我、社会自我和心理自我的认知。

生理自我的认知: 主要是对自己的身体及生理状况的认知,对自己身体、外貌、衣着、家属、所有物(财产)、年龄、健康状况等的认识。

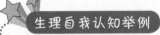

生理自我认知举例

　　身体特征:我的头发很长。

　　外貌特征:我的眼睛很大。

衣着：知道在镜子前整理自己的仪表，保持衣服整洁。

家庭：能说出自己的家庭地址。

所有物：这是我的玩具车。

年龄：我今年2岁了。

健康状况：我身体很好。

　　社会自我的认知：对自己与周围关系的认识，认识到自己在集体和社会中的作用，包括自己在朋友、同学、家庭、社会中的地位，自己与他人的关系、自己的责任与义务等。

社会自我认知举例

　　角色／地位：我的身份、在群体中我是谁、理解自己的角色集，如知道自己既是女儿，又是学生，既是姐姐，又是班长等。

　　关系：我与不同的人有不同的关系，如我有一个妹妹。

　　义务：我应该做的与身份相对应的事情，如我今天值日，需要擦黑板。

　　责任：培养自我责任感，能够对自己的行为负责。

　　我的行为：知道自己做了什么，如我在跳绳或我在上课。

　　心理自我的认知：对自己的爱好、能力、智力、性格、气质、记忆、思维、情感等特点的认识，能够清晰地意识和了解自己的内心世界。

心理自我认知举例

　　爱好认知：我喜欢踢球、我喜欢看书、我喜欢吃冰激凌。

　　能力认知：我会跳舞、我会画画、我会游泳。

　　智力认知：我学东西很慢、我学习能力很强。

　　气质认知：我粗心、我很冲动、我容易激动、我很有耐心等（气质俗称脾气或性情）。

性格认知：我很认真、勤奋、谦虚正直等。
记忆认知：我能记住几个月前发生的事、我甚至记不住昨天发生的事。
思维认知：我反应比较慢、我想象力很好、我组织能力很好。
情感认知：我喜欢妈妈、我讨厌小伟。

自我评价

自我评价是对自己思想、行为和个性特点的判断。

自我评价形成的途径

★ 成人对自己的态度与评价：孩子根据成人对自己的评价来判断自我，如孩子吃饭经常掉饭粒，妈妈说"怎么连吃饭也吃不好"；孩子穿鞋穿得很慢，妈妈说"怎么连鞋子也不会穿"。如果妈妈在生活中给孩子的评价多是负面的，孩子就会形成"我什么也不会、我很笨"之类的自我评价，尤其是那些年龄比较小、还没有自我判断能力的孩子，更容易被这种成人的评价影响和左右。随着年龄的增长，到5~6岁的时候，孩子虽然有时会不同意成人的评价，如提出"我才不是这样"，但是大部分时候还是屈服于成人的权威，采取保持与成人评价一致的方式来评价自己。好孩子都是夸出来的，这句话在现实生活中具有非常重要的意义，是提升孩子自我评价的重要渠道，家长需要学习赞美、欣赏孩子，多用正面的语言来鼓励孩子。

★ 同伴之间的比较和评价：大约7~8岁时，孩子开始用较为抽象的方式与同伴进行能力和特点的比较。孩子知道自己会什么、同伴会什么、自己有什么特点、同伴有什么特点，然后进行对比，如我比乐乐学习好、东东打球比我好、可可比我朋友多、我比琦琦更努力。同时孩子开始引用同伴的评价作为自我评价，开始在意同伴的看法，并以此作为自我评价的一部分，如乐乐在游戏中很喜欢做各种各样的鬼脸，或者大幅度地扭动自己的身子，使得一起玩的小朋友每次都哈哈大笑，并指着他说"你太搞笑了，哈哈哈"，之后请乐乐评价自己时，他的表述可能是"我觉得自己很搞笑"。

★ 个人对自我心理活动的特点分析：孩子对"以前的我"和"现在的我"作出比较、评价。如一个上小学的孩子说："我读幼儿园时，很喜欢到处跑来跑去，不听老师的话，现在的我会安静地坐在教室里上课，我长大了，比以前进步了。"通过对"以前的我"和"现在的我"的比较和评价，孩子会更喜欢现在的自己。孩子会对自己拥有的、发生的某件事实作出评价，如"我的眼睛很大，我觉得自己长得很漂亮"，孩子骑车摔了一跤，会自我评价说"我太不小心了"。

自我评价的内容：自我评价是在对自我各种身心状况认知的基础上作出

的评价。自我评价包括三个维度,即生理自我评价、社会自我评价和心理自我评价。

★ 生理自我评价:主要包括对自己的身体、外表、生理状况的评价,如我很英俊、我很漂亮、我长得太丑了、我有点儿胖、我的身体很好、我很爱干净等。

★ 社会自我评价:主要包括对自己与周围关系的评价、学业评价和社交评价,如我很有吸引力、我很迷人、我很受欢迎,我很有礼貌、我学习成绩很好等。

★ 心理自我评价:主要包括对自己的爱好、能力、智力、性格、气质、记忆、思维、情感等特点的评价,如我反应很灵敏、我脾气太差了、我记忆力特别好等。

自我评价主要受个人认知的影响,但有时孩子的情绪状态也会影响自我评价,如孩子高兴时觉得自己无所不能;伤心时觉得自己什么都不会等。

性别意识

性别意识主要指孩子对性别、性别差异的认知,孩子大约 6 岁才形成比较全面、稳定的性别意识。

儿童性别意识的发展:性别意识的发展包括性别刻板印象、性别角色认知和性别认同三个方面。

★ 性别刻板印象:它是指人们对男性和女性的一些独有的、固定的、简单的观点和看法,如说到男性,人们头脑中的印象便是独立性、喜欢冒险、强烈的自信心、远大的抱负、比较理性、力气大等;提到女性,大家想到的是温柔、贤淑、文静、柔弱、体贴、感性等。随着年龄的增长,孩子对性别意识的认知稍微灵活,但性别刻板印象在本质上并没有消失。

★ 性别角色认知:它是指在社会化的过程中,孩子逐渐学习社会期望对不同性别所产生的行为要求,如用"娘娘腔""女汉子"来形容偏离性别行为举动的人;孩子看到"留长发"的男人会觉得奇怪,认为"穿裙子"是女孩的特权等。

★ 性别认同:它是指对自身性别的正确认识,即掌握自己的性属性或相应的作用。

儿童性别认同的三个发展阶段

柯尔伯格把儿童性别认同的发展划分为如下三个阶段。

性别标志(3~4 岁):儿童能正确标志自己和他人的性别,但他对性别的认识是根据人的外部表面特征进行的,如头发长的、穿裙子的是女孩,头发短的或者光头的是男孩等。

性别固定(4~5 岁)：儿童对性别的"守恒性"有了一定的理解，知道男孩将来要长成男人，但他仍然相信服饰、发型的改变能导致性别转换。如乐乐知道自己是男孩，长大了是男人，但是如果成人与其开玩笑，说给他穿上裙子让他变成女孩时，乐乐就会非常生气并反驳："我不要变成女孩"。

性别一致性(6 岁以后)：儿童开始获得性别的一致性，他们知道即使一个人"穿错了衣服"，也不会改变性别。

孤独症儿童的性别意识训练：结合儿童性别意识发展规律，我们将孤独症儿童的性别意识训练分为以下三个方面。

★ 教导性别辨认：孤独症儿童意识到自己和他人所属的性别及特征，如说出自己的性别、说出他人的性别、说出男孩和女孩不同的外形特征(发型、长相、打扮、不同生理特征等)。

★ 学习性别角色行为：指孤独症儿童通过说话、做事表明自己是男孩或者女孩，如知道男孩和女孩要去不同的厕所、男孩和女孩上厕所的方式有所不同、男孩和女孩有不同的喜好，能够保护自己的身体隐私、了解社会对男孩和女孩的期望，建立自己的性别行为标准等。

★ 性别认同：指孤独症儿童明白性别一致性及性别的相应作用，如我是男孩，我长大了是男人；她是女孩，她长大了是女人。

儿童自我认知能力的发展水平主要依赖两个外在表现形式进行评估，一个是自我描述，即我是什么样的；另一个是自我评价，即我觉得我怎么样、我觉得他人觉得我怎么样。

能力领域Ⅱ：自我体验(情)

自我体验是自我意识的情感成分，在自我认识的基础上产生，是个体自身的一种情绪体验，它反映了主体我的需要与客体我的现实之间的关系。客体我满足了主体我的要求，就会产生积极肯定的自我体验，即自我满足、骄傲、自豪等；客体我没有满足主体我的要求，则会产生消极否定的自我体验，即自我责备、内疚、自卑等。如同样考试得了 90 分，对于可可来说，主体我的要求是100 分，那么可可就会产生失败、难过等情绪体验；对于乐乐而言，主体我的要求是 80 分，那么乐乐就会产生成功感、自豪感等情绪体验。

自我体验由独特的主观体验、外部表现、生理唤醒三种成分组成，如上课时，老师让孩子回答问题，孩子认为自己不会这道题，就会产生一种不自信的主观体验,身体呈现紧张状态,不敢抬头或弯着身子,会出现脸色发红、心跳加快等生理反应。

自我体验的内容十分丰富,涵盖所有因评价产生的情绪和情感,如自尊心与自信心、成功感与失败感、自豪感与羞愧感、自我认同感等,其中自尊心是自我体验的核心部分。

能力领域	能力版块	具体目标
自我体验	自尊心与自信心	价值、能力、控制力、行为成就感
	成功感与失败感	理解成功与失败、成功与失败的情绪体验
	自豪感与羞愧感	理解和表达自豪感、羞愧感等
	自我认同感	自我了解和自我实现(现实的我、理想的我)

自尊心与自信心

自尊心:自尊心是一种内驱力,激励个体尽可能地努力获得他人的尊重,尽可能地维护自己的荣誉和社会地位。孩子在 3 岁左右时生活能力的习得、成长、进步是获得自尊的重要渠道,如孩子不会穿衣服,有的会因为多次失败而大哭,还有的会尝试用别的错误归因来维护自己的自尊,如"这件衣服太小了,我穿不进去"等。

随着年龄的增长,孩子更多地关注自己的能力和成就感,出现了几种不同的自尊,如来自学业上的自尊、与同伴交往的自尊、与父母相处的自尊等,如上课时,孩子在会的问题上会积极举手回答,不会的则不举手;或对于太简单的问题不举手回答,对难度适当的问题才举手回答等。

孤独症儿童自尊心发展的内容主要包括价值感、能力感和控制力三个维度。

★ **价值感**:价值感是指孩子评价和喜欢自己的程度,他觉得自己是个有价值的人,应该受到他人的重视和好评。孩子能够自我尊重、自我爱护,能主动为他人提供帮助或服务,表现出自己的存在感和价值感;同时要求他人尊重自己,拒绝他人的歧视和侮辱等。

★ **能力感**:能力感是指孩子对自己完成某项任务、目标的评估和信念,表现为不气馁、不灰心、不放弃、相信自己是可以的。如成人认为孩子吃饭吃得不好,但孩子认为自己能行,所以坚持要自己吃饭,哪怕吃饭的时候饭菜掉了一地。

★ **控制力**:控制力是指孩子相信自己可以影响事件的结果,表现为想要指挥和掌控他人的行动,如"我比你们更懂这个,你们应该听我的""这个我更擅长,你们要跟着我走"等。

自信心: 自信心是指孩子对自己能力、精力的坚信,在培养孤独症儿童的自信心上,需要从以下几方面着手。

★ 制造成功的机会,培养成就感:一般来说,成功的经验会提高自信心,反复的失败会降低自信心。为了培养孩子自信的品质,家长在生活中应多关注孩子的长处和进步,当孩子做得不够好时要给予他鼓励,必要时给予相应的协助和指导,以便增加孩子成功的机会,以此来提升他的自信心。

★ 鼓励尝试和探索:孩子有时会因他人的成败而影响自己的自信心,如小马过河的故事中,牛伯伯说:"水很浅,只到膝盖位置",小马听了后连忙下河;小松鼠说:"水很深,还淹死了我的一个伙伴",小马又退回岸上;马妈妈对小马说:"河水是深还是浅,你自己试一试就会明白了"。康复训练师和孤独症儿童家长应该像故事中的马妈妈一样,多鼓励孩子去勇敢尝试、探索,在鼓励时可以多采用成功的直接经验或替代性经验对孩子进行劝说,这样效果会更好,如鼓励孩子说:"这个很简单的,我已经试过了,你也可以做到"。

★ 提供宽松和谐的情境条件:当个体在面临某项任务时,强烈的激动、紧张情绪通常会妨碍个体的行为表现,进而其降低自信心。举个例子:面对本来会回答的问题时,如果孩子很紧张,往往会突然感觉脑袋一片空白,不知道要回答什么;如果能够放松心态,就可能会回答得很好。同时,不同的环境提供给人们的信息是不一样的,当一个人进入陌生的情境中时,其自信心就会降低,如一个人面对家人进行自我介绍时一般会很流畅,而在舞台上面对观众进行自我介绍时往往结结巴巴。在孤独症儿童表现为胆小、过于紧张拘束的时候,家长及康复训练师要保持自身情绪的平和,并给予他安全和陪伴的保证,帮助他建立轻松愉悦的心态。

成功感和失败感

成功感和失败感是根据个体的自我认知、自我期望水平来确定的,决定于个体的内部标准。当个体体验到成功感时,就会产生积极的自我肯定,向更高的目标进取;反之,当个体体验到失败感时,则常会产生消极的自我否定,闷闷不乐,甚至放弃努力。如何恰当地处理成功感和失败感,对个体的身心发展具有重大的意义。

设定合理的期望值: 当孩子在10分钟内穿好鞋子时,妈妈认为他太慢了,而孩子认为自己能穿鞋就已经很了不起了;或是妈妈认为他已经做得很好了,而孩子自己却认为花那么长时间穿鞋是失败的。我们要帮助孩子设置或者给予孩子合理的期待值,使其较好地认知并理性对待成功感和失败感。

对工作或任务进行目标分解: 为了培养孩子对成功感的体验,在实践中可以将他的学习目标进行分解,如学习乘车,目标可以分解为:认识站台(学习看站牌、了解自己可以乘坐的车次、起点站、终点站等)、学习乘车规则(排队上车)、上车知道买票(投币、刷卡、扫码等)、坐好或扶好、知道在规定站点下车。可以每次选择其中一个目标进行练习,最后串联成学习乘车这样一个整体目标。

教导儿童以平常心看待成功和失败:孤独症儿童在对待成功和失败一般存在两种极端的情况。一是对成功和失败无所谓,对于这一类孩子,我们可以通过奖励机制让他明白成功、胜利、克服困难、赢得挑战是好的,帮助他学会争取进步、积极进取;二是过分看重事情的结果而导致情绪、行为问题,对于这一类孩子,我们要弱化活动的胜败、控制他失败的频率,让孩子体会到互动、合作的乐趣,同时教导孩子以正确的方式来处理失败,如"有赢就会有输,谁都有输的时候""失败了没关系,下次要继续努力"等。

羞愧感和自豪感

羞愧感和自豪感如同硬币的两面。康复训练师可以教导孤独症儿童在获得成功、表现好时,为自己感到自豪,教导他用语言表述自己的自豪感,如"我真棒啊""我太厉害了""我画画很漂亮"等;相反,当犯错误、做错事时,会为自己的行为感到羞愧。

自我认同感

自我认同感是个体对自我的确认,对自我发展的重大问题的思考和选择,能够理智地看待并且接受自己以及外界,有明确的人生目标,并且在追求和逐渐接近目标的过程中会体验到自我价值、社会的承认与赞许等。自我认同主要包含自我了解和自我实现两部分。

自我了解:儿童对自我所处环境进行适当评估、正确认知自己所扮演的角色、掌握理想与现实的能力,主要包含了以下内容。

★ 我是谁,我的品质是什么?

★ 我是怎么样的人,我的个性、特长与能力如何?

★ 我想做怎样的人,我的愿望和理想是什么?

★ 我应该做怎样的人,我的道德和价值观是什么?

自我实现:马斯洛认为,自我实现可以大致描述为充分利用和开发天资、能力、潜力等,自我实现源自个人自我实现的需要、个人自我发展的需要,它是继人的生理需要、归属需要、自尊需要等基本需要出现之后产生的,是人的最高层次的需要。

儿童在自我了解的基础上,能够较好地整合现实的我、理想的我和他人眼

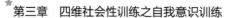

中的我,形成一种对自我清晰、客观的认可和定义。儿童可以从这种认同感中巩固自信与自尊,同时又不会一味地屈从于社会与他人的言论,从而增强自己对自己所思所做的认可感,学会"喜欢自己、接纳自己、有自我的想法和计划、知道自己的独特性"等。

能力领域 Ⅲ：自我调控（意）

自我调控是自我意识的意志成分,指个体对自己行为、情绪和思想进行监察、评价、控制和调节的过程,即主体我对客体我的制约作用。自我调控涉及主观意志努力、抑制内心冲突以及制订并执行计划的过程,其目的是使行为符合某种标准或寻求更长远的目标。

自我调控具有发动作用和制止作用。发动作用是指人们在克服困难的过程中,个体强制自己的言语器官和运动器官进行种种活动,如孩子上课时明明很困,但会强制自己不睡觉,集中注意力去听课。制止作用是主体我根据当时的情境来抑制客体我的行动和言语,能意识到自己的目的、计划和行动,以及为什么要这样做而不那样做,这样做的后果将是怎样的,应如何调节自己的行动等,如生气时,孩子会先深呼吸让自己不发脾气。自我调控就是在本我和超我中间调节出一个恰当的自我,权衡是要做个快乐的自己还是做个更好的自己。

儿童的自我调控主要表现为自我控制,霍夫曼将自我控制水平分为如下四个阶段。

前道德阶段

该阶段的孩子不具有是非观念,只能由成人来控制孩子的行为,这种控制方式多为父母的言语或非言语警示。如成人说"危险,别碰",孩子会缩回自己的手;成人示意停止,孩子就会终止自己的行为。

依附阶段

该阶段的孩子遵循规则或习俗是为了获得奖赏或逃避惩罚,同时孩子需要在成人现场直接监督下才能根据要求完成任务,如孩子安静坐好后获得了老师的奖励,他就会明白上课是要坐好的;如果孩子因为上课聊天而受到了老师的批评,他就会明白上课是要保持安静的,下次就会改正这个错误的行为。

认同阶段

该阶段的孩子遵循行为规则是为了与特定的人确立或保持一种令人满意

的关系,儿童做出行为的目的是获得特定人的赞赏,如为了让妈妈表扬我,我认真写作业。依附阶段与认同阶段的不同之处在于一个是通过结果改变自己,一个是为了结果主动约束自己。

内化阶段

该阶段的孩子遵循行为规则是为了符合内在伦理准则(或良心),孩子清楚自己应该做什么、不应该做什么。在行为决断时不仅考虑行为对自己产生的影响,同时也考虑行为对他人产生的影响。这也说明孩子开始能够独立于成人而表现出合理的行为举动,也就是自律行为的出现,即能进行自我指导和自我管理,如不管妈妈在不在家,孩子都会约束自己做完作业再去看电视。

自我调控主要包括行为调控、情绪调控和思维调控。

能力领域	能力版块	具体目标
自我调控	行为调控	1. 问题行为矫正 2. 行为约束能力　来自外部及内部力量的行为管理:如控制冲动、延迟满足、抗拒诱惑和抵制压力 3. 自我管理能力　包括自我服务能力、时间管理能力和自我决策能力
	情绪调控	情绪矫正和自我情绪调控
	思维调控	内部语言指导以及假设、演绎、推理能力

行为调控

行为调控是指为达到特定目标而对行为所进行的调控,它是建立在行为选择、行为监督和行为评价基础之上的。要进行行为调控,我们先要了解孤独症儿童的行为障碍,再针对障碍提出相应的调控策略。

孤独症儿童大多数伴随着一定的问题行为,包括病理性行为,如自我刺激性行为、刻板性行为等;也包括因认知及思维局限引发的具有威胁性的行为,如攻击性行为、自伤性行为等;还包括社会适应不良的行为,如自我组织能力薄弱,做完这件事情就不知道接下来做什么了。每个个体的表现不一、强度不一。行为调控包括问题行为矫正、行为约束和自我行为管理三部分。

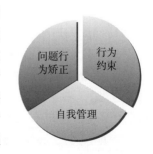

问题行为矫正

★ 我们何时干预儿童的行为

在做问题行为矫正之前,我们需要确定什么样的行为才属于问题行为,如果以下3个问题中有任何一个的答案是肯定的,则表示该孤独症儿童具有问题行为,成人应该及时给予干预,如答案是否定的,则不需要改变其行为。

1. 孤独症儿童的行为对自己或者对他人有危险?

2. 孤独症儿童的行为明显地与社会情境和社会评价相违背吗?

3. 孤独症儿童的行为影响自己的生活和学习活动吗?

★ 问题行为矫正的五个步骤

1. 确定问题行为:包括问题行为的界定、对待不同行为的态度和确定优先处理的问题行为三部分。

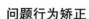

确定问题行为的三部曲

问题行为的界定:行为分为社会适应性行为、问题行为和异常行为。社会适应性行为是一种正性行为,是符合社会期望的恰当的行为,如打招呼时握手。问题行为是指具有危害性、会侵犯他人的权利,或者对人有危险性的行为,如打人或故意破坏性行为等。异常行为是指与他人不一样的举动,但这种举动并不会对自己或他人产生明显的影响,如踮脚尖走路等。

对待不同行为的态度:对于孤独症儿童的社会适应性行为应予以支持和鼓励;对于孤独症儿童的问题行为应及时干预,以便消除或减少该类行为;对于孤独症儿童的异常行为的处理不在问题行为矫正范畴内,部分无须理会,严重干扰生活的异常行为建议进行心理咨询与疏导或就医。

确定优先处理的问题行为:一般认为应该优先处理最容易矫正的、比较危急的、具有矫正价值的问题行为。在进行问题行为处理时目标要精准,切忌把所有问题行为放到一起处理。以下四类问题行为应优先处理:①危险性行为:如喜欢爬门、爬窗户、爬高、玩火等,这些危险性行为可能会对自己和他人的生命造成伤害;②攻击他人的行为:如打人、踢人等具有攻击性的行为;③自我伤害行为:如撞头、咬自己等会伤害身体的行为;④破坏性行为:如高空抛物、打砸物品等毁坏环境或物品的行为。

2. 记录数据：使用行为观察记录表，记录行为的时间（包含发生的时间点、持续时长等）、前事（引起行为的刺激物或原因）、具体行为（包含行为表现方式、行为表现强度等）、结果（孤独症儿童做出此行为后环境和他人给予的反馈）。

3. 功能分析：确定孤独症儿童的行为功能是什么，即对其问题行为的动机进行判断，如是为了逃避活动、故意引起他人注意、为了得到某样东西、寻求自我刺激或其他原因。只有清楚了解孤独症儿童行为的功能，才能制订有效的矫正方案。

4. 制订矫正方案：问题行为的矫正涉及两个元素，即前事和后果。可以通过对前事和后果的控制并建立替代行为来对问题行为进行矫正。

前事的控制是指消除导致孤独症儿童出现问题行为的刺激，如孩子喜欢玩手，那么可以让儿童孩子双手"忙起来"，如请他帮助提东西、做一些他感兴趣的事情等，让孩子没有机会玩手，从而慢慢消退这个行为。

后果的控制是指对于孤独症儿童的问题行为给予结果的反馈，如当孩子发脾气时给予隔离、剥夺（机会、实物、活动）等反馈，让他明白一旦他做出了问题行为，就可能会出现他不喜欢的结果。

替代行为的建立对于消除孤独症儿童的问题行为具有非常重要的意义，如一个看到喜欢的人就说"电梯来了"的孤独症儿童，可以让他在看到喜欢的人时说"你来了，我好开心"等，在建立替代行为时可以使用代币制（契约制）的方式给予孤独症儿童强化和约束。

5. 矫正方案的实施和修正：康复训练师在行为问题处理过程中需要科学、严谨地执行矫正方案，要时常审视矫正方案的有效性，判断方案是否需要调整。如果矫正方案有效地使孤独症儿童的问题行为减少甚至消失，那么说明矫正方案是有效的；如果该问题行为没有变化、继续维持或增强，那么说明矫正方案是无效的或效果不佳，这时要及时对矫正方案给予修正。有些矫正方案刚开始实施时，孤独症儿童为了反抗，可能会出现问题行为增强或引发新的问题行为，如在隔离时故意把裤子尿湿等，这时仍然需要坚持执行矫正方案，否则不仅原来的问题行为无法得到改善，还可能引发新的问题行为。

行为约束：行为约束是指利用外在或内在力量改变行为的策略，普遍运用在减少不良行为与塑造良好行为方面。行为约束包括控制冲动、延迟满足、抵制诱惑的能力以及应对压力的能力两方面。

★ 提高控制冲动、延迟满足、抵制诱惑的能力：在此方面最经典的是两粒糖实验，老师把 8 个孩子带到了一间空房间里，并给每个孩子发了一粒糖，告诉孩子可以随时吃掉糖，但如果坚持等老师回来以后再吃，那就会得到两粒糖作为奖励。当老师离开教室后，有些孩子忍不住将糖吃掉了，但仍有一半以上的孩子在千方百计地控制着自己。40分钟后老师回来了,那些愿意等待的孩子得到了奖励。追踪研究表明,那些能够"付出等待"、自我控制、自我约束的孩子成年后,在学业、工作以及人际交往方面都比其他人优秀得多。

很多孤独症儿童的家长经常反映说孩子不能等待,想要某种物品时就要马上得到,否则就会大哭大闹,甚至满地打滚。这其实反映的就是自我控制、自我约束能力较弱,家长应该有意识地培养孩子这方面的能力。在生活中碰到类似情况,可以先提前告诉孩子,如吃完饭可以吃水果,示意他在吃饭前先放下手中的水果。我们并非毫不在乎孩子的感受和需求,而是有意识地制造机会让孩子学习如何控制自己,抵制诱惑和冲动。

★ 应对压力的能力:没有压力就没有动力,适度的身心紧张状态对机体适应环境、应对问题是有利的,儿童在日常的生活、学习中,承受着来自各方面的压力,包括竞争压力、学习压力、情感压力等。孤独症儿童在压力应对上主要包括应对焦虑、应对错误、应对选择等,应对压力的主要策略有如下几种方式。

1. 学会正确归因:人们对自己所做的某件事情或结果进行解释,对事件原因进行实事求是的分析,孩子应该学会分析自己的能力(如我太笨了,这么简单的问题都学不会;我很聪明,这个对我很简单)、努力程度(如考试得了100分,是因为我学习很努力;考试得了80分,是因为我花在学习上的时间不够)、运气成分(如成功是因为这次运气很好;失败是因为这次运气很糟)以及任务的难易程度(这个对我来说太难了,所以我无法很好地完成)等。

2. 解决问题:问题解决了,压力就自然消失了,问题的产生可能是因为我们没有认真做、听、看或学习,这个时候要求孩子进行积极关注、认真研究,付出努力就能获得成就,问题就能迎刃而解,压力则不攻自破了。

3. 指向他人:我们可以教导孩子寻求他人的支持,如做不好、做不到时请求成人给予指导和协助,挫败感强时告诉成人以寻求安慰和理解,选择与亲密朋友分享和倾诉,以获得情感的支持和慰藉等。

4. 逃避式应对:面对压力,有时候也可以采取忽视问题、寻求放松转移等方式。先把问题放一放,或去做一些别的事情来缓解心理压力,如写作业写烦了就去听些音乐放松一下。

自我行为管理:自我管理是指个体自己把自己组织起来、自己管理自己、自己激励自己、计划安排好自己的事务,最终实现自我奋斗目标的过程,主要是培养儿童自理、自主和自立的能力。自我管理包括自我服务、计划与执行、自我决策三大能力。

★ 自我服务能力:重点在于培养孩子自己的事情自己做,主要包括以下内容。

1. 生活自理能力：这是社会性教育最基础的内容。培养孩子日常生活中的动手能力，如自己吃饭、穿衣、睡觉、如厕等。对于孤独症儿童，由于本身能力的限制，生活自理能力的习得并不像普通儿童那么容易，所以要从孩子小时候开始有意识地教导，多尝试、多练习。

2. 物品管理能力：主要教导孩子学会自己的东西自己保管，收拾和整理书本和玩具、爱护自己的物品等。很多家长反映孩子上学后经常丢三落四，究其原因是孩子对自己的物品没有明确的保管、爱护意识，也缺乏相应的整理能力，东西用完后乱丢乱放，指望家长来"善后"。良好的习惯是日积月累形成的，家长应少些代劳，多些耐心。

3. 独处时的自我管理能力：包括独自玩耍和安排自己的休闲时间。我们应该培养孤独症儿童在空闲时间里为自己安排感兴趣的活动等，如玩玩具、自编自导游戏、看电视、画画、弹琴、看书、听音乐等。培养孩子独处时的自我管理能力，不仅能让孩子的生活更有趣，也能有效消除孩子的问题行为。

★ 计划与执行能力：主要包括时间概念以及制订计划、实施计划、调整计划、总结反思计划、组织协调等能力。

1. 建立时间概念：对于年纪较小的孩子，他们既不认识钟表，也没有明确的时间概念，此时可以将时间这个抽象概念进行量化，如使用数数、沙漏或计时器等方式让孩子在指定时间内完成指定任务。对于年纪较大的孩子，则要求其遵守时间约定，不迟到，建立按时、守时的行为习惯。

2. 制订计划的能力：当孩子还没有独立的计划能力时，由成人根据孩子的任务和目标制订计划，随着孩子年龄增长，逐步发展为成人与孩子协商制订计划，最终实现孩子能独立制订计划的目标。

在制订计划时，应该考虑计划的强度、难度、孩子的自主性及兴趣等因素，计划的制订可以从日常做起，如安排一小时的活动、半天的日程、一天的日程表等，可以制订生活计划、学业计划、小组计划或活动计划，逐渐学习制订周计划、月计划，甚至制订年度计划或阶段计划等。

3. 实施计划的能力：培养孤独症儿童实施计划的能力时，经常会借用一些工具，如备忘录、行事历、日程表等，较为常用的是结构化教学（TEACCH）的程序时间表和个人工作表。

实施计划是整个计划中最难的部分。任何良好的行为习惯都需要持之以恒、从小做起，同时计划的实施也需要孩子具备灵活处理突发状况或事件的能力。我们需要教导孩子学习、适应和接纳各种变化，并能恰当地调整计划。

4. 总结反思计划的能力：在计划的实施过程中，孩子还需要不定时地检查和监督计划的执行情况，如是否全部完成、是否按时完成、是否能达到自己的预期目标。如果这三个问题的答案为否，我们就需要考虑重新制订或调整计划。

★　自我决策能力：目的是将孩子培养成一个有主见的人。对孩子而言，生活中面临着各种决策，学习如何作出正确的选择、如何从失败中吸取经验教训，这种能力将伴随孩子成长的全过程。

孩子在初期练习决策时需要成人的支持，给不给予协助或什么时候给予协助，这个时机的把握非常重要。很多父母对孩子小到生活琐事，大到未来的发展方向，一直都习惯性地替孩子拿主意，孩子缺少自己作出决策的机会，这样就不能培养他们的决策能力。

七个步骤培养孤独症儿童独立决策能力

1. 成人提供两种或多种选择，并给予演示、指导或解释，辅助孤独症儿童作出决策。如今天我们是去动物园，还是去公园，现在动物园的蚊子可能会比较多呀。

2. 成人仅提供多种选择供孤独症儿童自行作出决策。如你今天晚上想吃什么，中餐还是西餐？

3. 孤独症儿童根据自己的目标作出决策，成人提供物料支持。如孩子想玩餐厅游戏，但是勺子不够，他想到用铲子来代替勺子，那么成人需要为其提供铲子。

4. 孤独症儿童根据自己的目标作出决策，并解决决策中的困难因素。如孩子要玩餐厅游戏，但是勺子不够，他想到用铲子来代替勺子，自己去找铲子，或在找不到铲子时使用其他物品代替。

5. 理解他人的需要，在两难境地里作出决策。如大家都想要那个玩具车，孤独症儿童决定到底谁来玩，怎么玩。

6. 为他人的目标作出决策。如乐乐把钱弄丢了，不知道要不要将这件事告诉妈妈，孤独症儿童可以尝试告诉朋友遇到问题需要和家长分享，刻意隐瞒是不对的。

7. 在集体中作出决策。如孤独症儿童可以尝试在集体中决定合唱什么歌曲、玩什么游戏、一起做什么任务等。

著名教育家陈鹤琴说："凡是儿童自己能够做的，应当让他自己做。"孩子总有一天要长大，当父母的总不能一直帮助他作出决策。自我决策能力的培养是培养儿童独立性的很重要的一方面，也是儿童走向自立的一个重要因素。

情绪调控

　　孤独症儿童大多伴有不同程度的情绪障碍，需要进行情绪调控。情绪调控是指所有改变情绪反应使用的策略，如对消极情绪的降低，对积极情绪的增强、维持等都属于情绪调控。每个人都拥有情绪，让自己的情绪合适地展现出来，才是情绪调控的目标。情绪调控的策略主要有以下几种。

　　觉察并理解自我情绪：如果孤独症儿童无法觉察自己的情绪，说明他的自我意识水平较低，需要先教导其进行自我认知。只有觉察到自己的情绪，才有情绪理解的可能。情绪理解可以通过以下方式获得。

　　★ 情绪替代表述：如看到心爱的小鱼死了，妈妈可以替代孩子说："小鱼死了，我好难过"，让孩子知道此刻自己的情绪及产生这种情绪的原因。

　　★ 让孩子观察自己的表情：在孩子面前放一面镜子，让他一边酝酿高兴、生气、悲伤等情绪，一边从镜子中观察自己的面部表情，这种方法被称为镜像表情观察法。

　　★ 表情的识别及模仿：教导孩子识别表情图或人物的表情，同时让他模仿各种表情，并学习用正确的语言表述情绪，如"我很高兴"等。

　　把握情绪调控的机会：根据情绪的产生过程，康复训练师及家长有两次机会可以调控孤独症儿童的情绪：①前摄调节：即观测到情绪线索，在情绪还未产生之前及时消除情绪线索带给孩子的影响，避免情绪的出现，如孩子的挫败感很强，在他打不开酸奶瓶的时候，家长应该及时教导他说出"妈妈，请你帮帮我"等语言，然后给予他协助，避免孩子因挫败而发脾气。②反应调节：在情绪产生后、情绪反应还未出现之前作出处理，如孩子因为任务失败而哭了，在他还没有尖叫大闹之前家长应该及时安排其重新尝试一次，帮助孩子成功完成任务并给予强化。

　　情绪调控的方法：情绪调控主要有外部情绪调控和自我情绪调控两种方式，针对孤独症儿童的情绪调控可采用情绪矫正及管控、自我情绪调节两种策略。

　　★ 情绪矫正及管控

　　1. 提高认知能力：认知能力的提升，有助于情绪的管理。如知道吹风机虽然噪声很大，但是它并不会伤害我们，当孩子能够意识和理解这一点后，他对吹风机的恐惧情绪就会减弱。

　　2. 教导儿童表达情绪：情绪表达是一种实用的情绪宣泄和分享工具，让孩子用词语（如高兴、伤心、害怕等）来指称内在的情绪和感受。当孤独症儿童表现出某种情绪时，家长应该引导孩子及时表达当前的情绪，当他不会表达时，家长可以替代其描述后再让孩子复述。

3. 引导儿童对情绪线索进行分析:引导孩子理解自己产生某种情绪的原因并对此进行表述,如弟弟抢了我的玩具,所以我生气了。当孩子未能表达时,成人可以给予辅助和示范。

4. 提前预告:在特定情境中,我们预知孩子可能会出现不良情绪,可以提前告知孩子接下来会发生的事情,有预期的行动可以让孩子更容易接纳。如孩子不喜欢去幼儿园,可以在去之前告诉他:"我们现在去幼儿园,每个小朋友都要去幼儿园,妈妈相信你可以做到。"当孩子能够完成他人的要求后,成人要及时给予强化和鼓励。

5. 系统脱敏法:对于孤独症儿童而言,很多常人觉得无关紧要的处境或物品会引起他们较大的情绪反应,如孩子较为惧怕带音乐的玩具,我们可以制造机会,鼓励和允许孩子逐渐接近恐惧情境,等他适应后逐步加长在此情境中所处的时间;也可以在孩子最喜欢的游戏中引入带声音的玩具,让他尝试去接纳。

★ 自我情绪调节

1. 限制感觉的输入:告诉孩子遇到很不喜欢、很嘈杂的环境时,可以想办法不看不听,如引导孤独症儿童采用捂住耳朵、转移注意力或尝试离开不舒适处境的方式来疏导情绪。

2. 学习他人处理情绪的方式:引导孩子去观察他人的情绪以及他人的情绪处理方式,可以引导孩子通过观察生活中的实例来学习,也可以通过社交故事或绘本故事的形式告诉孩子当我们有某种情绪时可以怎么做,如设计、讲述符合儿童个人特色的社交小故事,"当我生气时怎样做、当别人抢我玩具时怎样做",可以针对情绪或引发情绪的事件来设计、讲述社交小故事。

3. 运用语言进行自我安慰或指导:遇到困难时,引导孩子自己鼓励自己,如"没关系""我能行""我很勇敢"等。还可以运用乐观的方式重新定义困难的情境,此类方法尤其适合挫败感很强的孩子,属于自我心理安慰的一种形式,如"我还有机会""这样很不错了""下次我一定可以的"等。

4. 改变自己的目标或事件:如可可在玩积木,他不愿意乐乐加入,那么乐乐可以去玩滑梯或者做其他自己感兴趣的事情,还可以选择在旁边看可可玩。

5. 尝试自己解决问题:让孩子明白发脾气是没有用的,要自己积极想办法去解决问题;当乐乐没有想法时,成人可以给他提供合适的方法以供选择,让孩子自己作决定。这样做的好处是无论结果如何,乐乐接受起来都比较容易。

康复训练师及家长需要耐心引导,帮助孤独症儿童克服情绪上的障碍,树立勇敢、坚强、健全的性格,鼓励他们积极参加集体活动、改善情绪、增进交往,使他们更好地适应环境。

思维调控

很多孤独症儿童是"一根筋""一条道走到黑"的思维模式,缺乏弹性,在应对问题时经常非黑即白,没有灰色区域,如"他不是好人,就一定是坏人""他是坏人,就不可能变好,坏人一直是坏人"等。由于这种固性思维,导致孤独症儿童在人际关系处理和问题解决上存在一定的阻碍。

什么是思维:要做思维调控,首先得知道什么是思维。我们常说"我要想一想""我再考虑下",这种"想"和"考虑"就是思维,它是指人们遇到工作、学习、生活中的问题时进行思考并理性解决问题的过程。

我们常说要"三思而后行",就是说在做任何事情前都要经过思考再行动。我们在面临问题情境时常常会经过概括、抽象提取、分析原因和利弊、比较方式方法的优劣等一系列过程,从而理性地看待问题,采取措施解决问题。

孤独症儿童思维障碍分析:思维障碍是孤独症儿童重要的、常见的症状,其中思维形式障碍是其最主要的障碍类型,主要有以下几种。

★ 思维散漫,缺乏逻辑性:表现为很喜欢说话,有时甚至停不下来,说话东拉西扯,缺乏主题;或是对于某个话题滔滔不绝,不停诉说。

★ 思维贫乏、迟缓:表现为说话慢、反应慢,思考问题困难。如当被问到"这条路无法顺利通过,你有什么好办法"时,孩子表现为半天不说话,什么也想不出来;或说话时出现"我,我,我想……"等叠词、口吃,或是重复别人的话。

★ 语词新作:指孩子自创一些新的文字或语言并赋予其特殊的概念。如孩子说"嘟嘟嘟"其实代表自己很生气。

★ 逻辑倒错性思维:主要特点为推理缺乏逻辑性,既无前提也无根据,或因果倒置,推理思路不可理解。

思维障碍使孤独症儿童在生活中不能很好地理解他人,也会因此引发相应的情绪和问题行为。针对这部分孩子,需要进行不同程度的思维调控训练。

思维调控训练

★ 什么是思维调控:思维调控是个体对自己的思维过程进行监视和控制的能力,简单地说就是主体根据活动的要求及时地调节思维过程、修改思维的方向、主动进行自我反馈的过程。如孩子想要妈妈买冰激凌,发现撒娇没有用,就使用讨好策略,如帮妈妈捶背、做家务等获得妈妈的好感,以期待妈妈因为自己表现好而同意为自己购买冰激凌。

思维能力的提升可以指导孩子正确进行思考,有条理、有逻辑地做事和表达思想等;在社交沟通(包括听、说、读、写能力)、心智解读、自我意识上都可以用思维能力来核查和推算,以便发现错误、明辨是非,有助于学业、工作能力的发展。

★ 思维调控的特点:思维调控的特点有四个。

1. 分析性:不断地分析解决问题所依据的条件并反复验证已拟定的假设、计划和方案。在思维活动中学习考虑正反两方面的情况,随时修改错误方案,制订新的行动计划。如孩子想要去拿高处的杯子,跳起来拿可能容易把杯子打碎,搬个椅子拿就比较安全。

2. 独立性:让孩子不为情境性的暗示所左右,做到不要别人说什么就是什么,"尽信书不如无书" 表达的就是这样一个观点。让孩子学会自主思考,不人云亦云,盲从附和。

3. 正确性:很多孤独症儿童由于自身发育障碍导致思维局限、思维方式错误,当然也有的是受成人不良教导的影响,如很小的孩子摔跤了,家长拍打地板,表示摔跤是地板的错。在思维调控中,保证正确性是非常重要的一个条件。

4. 保持弹性:教导孩子在看待事物时不能非此即彼,也不能一成不变。有时候我们想的、看到的不一定是对的,要学会思考和分析,并能作出灵活应对,明白问题的处理方式不止一种,所谓 "条条大路通罗马"。如玩积木时,孩子的积木不够用,搭不了高楼,除了可以向他人借积木外,还可以将积木竖着搭,以增加高度。

★ 思维调控能力训练的内容及策略:孤独症儿童思维调控训练的主要内容包含两个部分,即自主思考能力、寻求和规划问题的解决能力。这两个部分都需要运用到思维的分析力、比较力、推理能力和内部语言指导能力。

1. 分析力训练:是指把客观事物、现象的整体分解为很多小的部分、方面、或属性等要素,然后对这些分解的要素逐一进行研究的过程。它的过程主要是 "化整为零",主要分为两个步骤。

步骤1:事物分解。这个过程仅是分解客观事物或现象,只要将分解的要素列清楚即可。如下所示将一个事物或现象简单地分解成一系列的任务、活动、特征或要素。

客观事物或现象1:请客
分解清单:邀请客人、准备食物、接待客人、安排客人活动、送客
客观事物或现象2:苹果
分解清单:颜色、形状、味道、类别、出处、触感……

步骤 2:细致分析。根据关系和实际情况对每一个分解的要素进行进一步分析,并得出相应的分析结果,主要包括以下几个方面。

A. 分析已知和未知条件:在前面的元素里,哪些条件和信息是已知的,哪些条件和信息是未知的,未知的条件和信息中存在多大的不可预期性。

B. 可能遇到的阻碍:阻碍可能来自外部限制,也可能来自内部能力制约。如在"客观事物或现象 1:请客"中"准备食物"要素就可能存在家里食物不够的问题。

C. 判定事物的优先级:根据事物的轻重缓急来确定先做什么,后做什么。

D. 分析自己能否应对:孩子需要分析存在问题和阻碍以自己的能力是否可以解决,自己不能解决的则需要寻求外援。

E. 制订接下来一步或者几步的应对计划:如针对阻碍制订应对计划,食物不够,外出采买,或请妈妈帮忙制作点心、水果茶等。

2. 比较力训练:比较是在分析的基础上进行的,可以是同一事物或现象的比较,也可以是不同类但具有某种关系或联系的事物、现象之间的比较。孤独症儿童比较能力的培养主要有以下 3 种方式。

A. 找出相同点(求同):苹果和香蕉的相同点是都是水果,都可以吃。

B. 找出不同点(求异):苹果是红色的,香蕉是黄色的。

C. 综合相同点和不同点(同中求异、异中求同):贝贝喜欢打篮球、乐乐喜欢打羽毛球,他们都喜欢运动;可可和东东都喜欢汽车玩具,但可可喜欢的是消防车,东东喜欢的是救护车。

比较能力在生活中经常用到,如买东西时候的"货比三家",在同种类别的物品中去对比它们的相同点、不同点,最后通过比较得出"性价比高"这样一个新的知识点。

3. 推理能力:包括归纳推理、演绎推理、类比推理、假设-演绎推理四种形式。

A. 归纳推理能力训练:它是指从已有的、得知的信息中总结和归纳出新的信息,即从个别性的不同的事物中总结它们具有的相同或相似的性质或功能,从而得出事物普遍性或共性的结论或规律。归纳推理的模式如下所示。

推理模式	推理案例
事物 A:是 M,具有 a,b 事物 B:是 M 结论:事物 B 也具有 a,b	燕子:是鸟类,有翅膀、羽毛,可以飞 老鹰:是鸟类 结论:老鹰也有翅膀、羽毛,也可以飞

B. 演绎推理能力训练:从已有的或者得知的信息、规律、条件、关系等进

行演算和证明,从而得出特殊的规律或者个别化的信息。演绎推理的模式如下所示。

推理模式	推理案例
大前提:M—P(M是P)	大前提:所有水果都能吃(一般性)
小前提:S—M(S是M)	小前提:苹果是水果(个体特性)
结论:S—P(S是P)	结论:苹果可以吃(作出判断)

C. 类比推理能力训练:我们从一个事件得知的信息、经验、关系等推理出另一个事件也可能具有同种属性。如儿童知道怎么玩遥控汽车,当他拿到遥控飞机时,也知道怎么玩。我们常说的举一反三、灵活变通,指的就是类比推理,类比推理的模式如下所示。

推理模式	推理案例
事物 A:具有 a、b、c	贝贝:6 岁了,幼儿园毕业了,马上上小学了
事物 B:具有 a、b	乐乐:6 岁了,幼儿园毕业了
结论:事物 B 也具有 c	结论:乐乐也马上上小学了

D. 假设 - 演绎推理能力训练:是指在观察和分析的基础上提出问题,进而通过推理和想象提出解决问题的方法,根据假设的方法进行演绎推理,再通过实验检验演绎推理的结论。

举个例子:孤独症儿童很讨厌一个总是欺负自己的同学,他提出了几个方法:"我要揍扁他,打到他爬不起来""我要换个班级""我不去上学了""我不理他"等。我们引导孩子顺着每一个方法去假设得到的后果是什么,能不能解决被欺负的困境,并基于这些假设演绎推理提出恰当的解决方案。孩子通过这种假设演绎的过程学会辨别方案的优劣,学会鉴别哪些是不恰当的思维方式,学习去修正自己等。假设 - 演绎推理的模式如下所示。

步骤:问题 1	拿回树上的风筝
几种解决方案	爬树、拿杆子、摇树等
方案实施	一个一个实验或假设存在的困难
检查方案能否解决问题	选出最优方案去执行

步骤:问题 2	他是在笑我吗?
发散思维(几种原因)	嘲笑、友善礼貌的笑
方案实施	采取不同的行为和态度(不理睬、礼貌回应)
检查方案能否解决问题	按方案去执行并进行自我反思

4. 内部语言指导能力：儿童自我中心言语不仅是一种自我调节手段，还是一种解决问题的策略。当我们面临生活中的任务时，有的时候需要思维预演来规划自己的行动，把头脑中形成的、无声的内部语言转换为口头的、外部的言语，将头脑中的想法通过外部语言表达出来。如我要先去打开洗衣机，把衣服放进去，再加洗衣液等。随着年龄的增长，儿童自我中心言语仍然存在，只不过转化为隐性的自我指导。通过自我中心言语指导，儿童可以表达、发泄消极情绪，同时指导自己的学习和游戏活动。

孤独症儿童很多缺乏独立性，心智尚未成熟，经常做了这件事情而忘了那件事情，或者一件事情做一半不知道自己接下来要做什么了。自我中心言语需要成人不断鼓励孩子去表达，让孩子通过不断地实践，自觉地学会表达，这种方法可以有效地提高孩子自我组织性和逻辑性。如孩子在一个人玩游戏时，会一边玩一边自言自语，"咚咚咚，咚咚咚，谁在敲门啊，原来是老虎啊，快逃啊！"孩子沉浸在剧情中，在家里跑来跑去。这样的自导自演，看似没有任何意义，其实这是孩子自身一种思维的过程，它将内心的想法变成可听到的语言，指导着孩子去思考和解决问题。

在训练孤独症儿童的内部语言指导能力时，康复训练师或家长可要求孩子模拟任务的全过程，并对模拟的全过程用口头语言进行表述，可分为以下四个具体步骤。

A. 让孩子明白和理解任务的性质：如做游戏，情景为孩子开车去超市，前面修路车辆无法通行，应该怎么办？

B. 形成完成任务的不同方法：我们驾驶车辆从其他道路通过；或者将车辆停在路边，我们步行前往。

C. 选择其中一个策略并用其完成任务：我们驾驶车辆从其他道路通过。

D. 对问题解决的全过程进行自我监控：开啊，开啊，超市到了。

按照上述四个步骤，康复训练师或家长一步一步地训练孤独症儿童按照上述方法自己独立完成任务。这时需要孩子边做边说，这一步是比较难的，它不仅要求孩子具有一定的口语表达能力，还要求孩子在参与的过程中保持一定的兴趣和积极。

第三节　自我意识的阶梯性发展

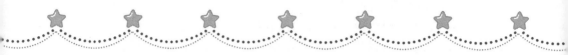

　　结合社会性教育五阶发展和自我意识三大能力区块(知、情、意)进行综合分析和研究,我们将孤独症儿童自我意识各项能力按阶梯性进行划分,具体如下:

孤独症儿童自我意识发展里程碑		
能力层级	发展任务	重要发展能力
一	自我意识萌芽阶段	自我意识尚不明确 儿童本能情绪出现
二	生理自我意识 发展阶段	生理自我的认知 自尊自信的培养 能接受依附式的外部调控
三	社会自我意识 形成阶段	社会自我的认知 能进行具体的自我评价 建立性别意识 自我体验能力:成功感失败感、自豪感等 认同式的外部调控
四	社会自我意识 成熟阶段	能进行社会比较 有一定的自律能力 能与父母进行共同决策 开始自我调控 自我价值感的建立
五	心理自我意识 发展	觉知理想的自我 能进行自我管理 能自主进行自我教育 自我决策能力的培养 具有自我同一性

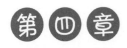

第四章

四维社会性训练之社会认知训练

社会认知是社会性训练四大能力之一，完成部分的训练内容，孤独症儿童将会更好地了解和理解他人（包括他人的情绪、行为、意图和观点等），并形成对外部世界中人际关系、环境、角色、规则等社会系统的统一认知，这是孩子适应社会、融入社会的必经之路。

第一节　社会认知总述

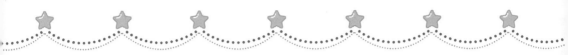

社会认知的发展特征

有这样一个故事：一只小青蛙爱上了一只小老鼠，小青蛙自以为是地将小老鼠的脚绑在了自己的脚上。开始时，它们在地面上一切正常地行走，还可吃谷子；当它们来到池塘边时，小青蛙把小老鼠带到了水里，小青蛙自己在水里嬉戏玩耍，高兴得呱呱叫，而可怜的小老鼠却被水淹死了。

这则故事告诉我们，缺乏对他人的了解，可能会造成不可挽回的后果；也告诉我们无条件地信任他人，缺乏对人与人之间关系和关系状态的认知和警惕，也会给自己带来伤害。这些都是社会认知教育的一部分。

人是群居动物，我们适应社会生活时，不仅需要了解自己，还需要了解不同的个体以及不同个体间的关系，做到知己知彼。同时我们需要遵守不同的社会规范，符合社会文化的要求，这样才能与他人和平相处，并维持长久、和谐的关系。这些都要求孩子具备良好的社会认知能力。

孩子出生的第一年里，和自己的父母或亲近的照顾者相处时间最长，依恋关系是孩子第一个建立起的社会关系，也是孩子社会认知的第一个双边人际关系。

在孩子 3~4 岁时会进入幼儿园，接触的社会范围逐渐广泛，能认识各种社会环境，对社会规则、行为规范有了初步的认识，开始认识不同的社会角色，能做最直接、最简单的道德判断，如弄坏别人的东西是不对的。

在孩子 4~5 岁时，社会认知能力明显提高，懂得更多的社会规则、行为规范，能关注他人的情感反应，对他人的心理及行为能作出理解和推测，出现最初步的关心、同情他人的反应，赞同强权即真理，不服从就有坏结果。如幼儿园中班的孩子，会特别听从老师的话，老师一旦说要穿白鞋去学校，妈妈没有给自己穿白鞋孩子就会大发脾气。

在孩子 5~6 岁时，在良好的环境、教育影响下，开始重点发展社会交往的适应能力，认为权威是因为拥有特殊的才能，如爸爸很厉害，我要听爸爸的。

6~7 岁以后，孩子步入小学阶段，逐渐从依赖父母慢慢开始走向自主，从对成人权威关系的完全信服慢慢发展为批判性的怀疑和思考，如孩子遇到不服气的时候，会对妈妈说"我为什么要听你的?"这个时期同伴关系的好坏和融入度会影响孩子的自尊、自信。

9岁以上的孩子能清楚地意识到他人的意图,并以此为依据进行道德判断,孩子在描述他人时从行为描述转向心理描述。6~12岁的孩子能开始自己作出决定,但在需要帮助或不确定时,仍会去寻求父母的指导;12岁以上的孩子开始更多地自己拿主意。

孩子在每个阶段都有特定的社会认知任务,不管是自觉还是不自觉,都受到社会环境和社会文化的影响,遵守这个环境里特有的规则、习俗和道德评价标准,知道不同文化和环境下人的外在表现和心理状态要不尽相同的。

社会认知的作用

社会认知涉及社会结构中的每一个单位,包括社会单个个体的认知、人与人关系的认知以及社会环境、角色、规则和事件的认知等,涵盖了生活的方方面面,是儿童社会适应和人际交往的一个重要的能力范畴。

社会认知是儿童建立人际关系的基础

社会认知的心理理论能力让我们学习理解他人的想法、情绪和意图,并推测他人的行为等,而人际交往的基础是认知他人,在认知他人的基础上才能创造有质量的人际交互。社会认知教导儿童学会了解人与人之间的关系,以及去评估人与人之间的关系状态,这有助于在人际交互中基于不同的关系采取不同的方式和策略。

社会认知是儿童了解社会、独立生活的基础

社会认知让儿童学会认识不同的环境和环境的用途,了解不同的社会角色及功能,这能有效帮助儿童认知社会结构,明白和遵从相应的规则。只有在这个基础上,儿童才能成为一个容易被他人接纳并能独立生活的人。

社会认知是儿童社会行为培养的摇篮,有助于儿童树立正确的是非观

道德认知培养了儿童明辨是非、善断对错的能力,让儿童知道什么是好的、对的、可以做的,什么是社会禁止的,这为儿童社会行为提供了清晰的准则。

由此可知,社会认知对于儿童社会性发展,尤其是社会性行为和人际交往具有重大的意义。同时,社会认知能力的发展需要儿童具备一定的思维能力,能够知道事物是客观存在的(社会性知识),并且能够理解和觉察他人的需要和动机(社会性需要),才能进一步去推论他人的思想和行为(社会性认知能力)。

第二节 孤独症儿童社会认知训练内容

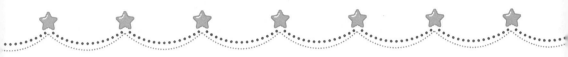

社会认知是指对人、自我、人际关系、社会群体、社会角色和社会规则的认知，以及对这些观点与社会行为的关系的认识和推论。社会认知涵盖的内容较为广泛，主要分为以下三个版块。

对个体的认知

主要涉及认识他人的情感、意图、知觉、思维、态度、动机、行为等心理过程或特征，主要参考理论依据为心理理论和观点采择能力。

对人际关系的认知

主要涉及各种社会关系的认知和联系，主要包含对他人的社会知觉、社会印象、对各种社会关系的认知等。主要包含理解不同人之间有不同的关系、不同人之间的关系状况可能不一样。

对群体和社会系统的认知

人是群居动物，在群居过程中需要掌握相应的社会规则、理解不同的社会角色、认知社会环境、关注重大社会事件等。

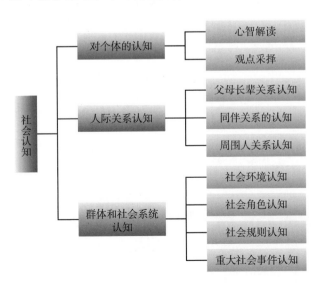

能力领域Ⅰ:个体的认知

个体的认知是指孩子对社会性客体的情感、意图、知觉、思维、态度、动机、行为等心理过程和特征的认知,以及这种认知与人的社会行为之间的理解和推断。如可可想要饼干,但是妈妈没有给他买,由此可以推断可可可能不开心。

孤独症儿童较难明白他人的情绪及诱发情绪的原因,如不知道妈妈难过了,也不知道妈妈为什么难过,所以很难发展出同情心、同理心,缺乏“想他人之所想”的能力,缺乏理解自己和他人心理状态的能力。很多孤独症儿童以自我为中心,不能理解假想和真实,不能接纳他人的意见,不能预测他人的愿望,较难察言观色,难以理解弦外之音等。

目前对个体认知比较主流的是心理理论(心智解读能力)和观点采择两个理论模式,结合这两个理论的内容,我们将个体认知能力具体分为心智解读能力和认知观点采择能力。

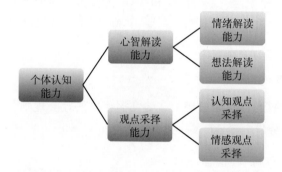

心智解读能力

心智解读能力主要包含心理状态与心理状态之间(妈妈很生气,所以弟弟很伤心)、心理状态与外界事物之间(可可心爱的汽车坏了,他很难过)、心理状态与人的行为之间(可可感觉很害怕,他会抱紧妈妈)的关系。总的来说,心智解读能力就是对他人观、思、测的能力,主要包含情绪解读能力和想法解读能力,具体训练内容如下。

心智解读能力	情绪解读能力	想法解读能力
第一阶段	写实照片辨识情绪训练	简单视角练习
第二阶段	卡通图画辨识情绪训练	复杂视角练习

续表

心智解读能力	情绪解读能力	想法解读能力
第三阶段	通过情境辨认情绪	理解所见即所知
第四阶段	愿望推测情绪	理解所知即所想
第五阶段	想法推测情绪	信念任务

我们想要发展孤独症儿童情绪解读能力和想法解读能力的前提条件是孤独症儿童能主动注意到他人的状态,即要具备共同注意力能力。缺乏主动关注,那么孩子的心智解读能力就只是停留在理论层面,这也是很多家长说孩子学过了心智解读的全部内容后在生活中却不能表现出有心智解读能力的一个原因。不能关注,就谈不上解读。

情绪解读能力训练:孩子从出生的第一年就掌握了自身的基本情绪,理解和觉察自己的情绪,逐渐学习如何调控自己的情绪,这是孩子的第一个情绪任务。儿童的第二个情绪任务是要理解和解读他人的情绪,从而对他人的行为作出推测。

★ 孤独症儿童情绪解读能力发展特征:对于孤独症儿童而言,对于他人情绪的解读很多停留在表面,可以辨别他人的情绪,但对于情境和情绪之间的联系较难理解和掌握。如和孤独症儿童一起读《小红帽》的故事,读到"大灰狼把外婆吃掉了"的情节时,如果问孩子"你认为小红帽会有什么感觉?"孩子表现出不能较好地理解和代入情境,无法理解和推测他人的情绪。对于更复杂一些的愿望(想要汽车就得到了汽车,想要恐龙却得到了卷笔刀)和信念(可可以为妈妈送的礼物是汽车,结果拆开礼物看到是一本书,他会有什么感觉)导致的情绪解读,对孤独症儿童来说是难上加难了。

★ 情绪解读能力训练内容:情绪解读能力指孩子理解情绪产生的原因和结果的能力,以及运用这些信息推测他人表现出合适情绪反应的能力。情绪解读能力不是一蹴而就的,就如同情绪的发展一样,需要结合年龄和能力发展因素综合考量。孤独症儿童情绪解读能力的训练与发展主要分为五个阶段。

阶段	内容	训练关键点
第一阶段	写实照片辨识情绪训练	照片、真实人物情绪
第二阶段	卡通图画辨识情绪训练	卡通、线条画情绪
第三阶段	通过情境辨认情绪	情绪感受、情绪原因
第四阶段	愿望推测情绪	愿望、情绪感受、情绪原因
第五阶段	想法推测情绪	想法、愿望、情绪感受、情绪原因

1. 写实照片辨识情绪训练：目的是让孤独症儿童从真人照片或者真实人物中识别出四种基础情绪：高兴、难过、生气、害怕。可以采用配对（请将代表相同情绪的卡片放一起）、指认（请指出代表"高兴"的卡片）、挑选（请将"高兴"的卡片拿给我）和表述（他很高兴）四种教学方式。

2. 卡通图画辨识情绪训练：目的是让孤独症儿童从卡通图片中识别出四种基础情绪：高兴、难过、生气、害怕。教学方式与写实照片辨识情绪训练一致。

3. 通过情境辨认情绪：目的是让孤独症儿童能够判断特定情境中触发的情绪及情绪感受，并能根据情绪线索解释情绪引发的原因。包含让人高兴的情境、让人害怕的情境、让人生气的情境和让人难过的情境。如呈现出"蛇要咬贝贝"这样一个情境，然后问孩子"贝贝感觉怎么样？""他为什么会觉得害怕？"可以采用指认（指出能够代表他感受到的情绪的图片）、挑选（挑出能够代表他感受到的情绪的图片）和表述（贝贝很害怕，因为蛇要咬他）三种教学方式。

4. 愿望推测情绪：目的是让孤独症儿童理解一些内在因素，如人的愿望是否被满足会引发不同的情绪。孩子需要根据他人的愿望是否被满足这一信息预测他人的感受，并解释引发情绪的原因。

> √ 当人们得到想要的东西或者能做想做的事情时，会觉得高兴。如乐乐想要吃巧克力，妈妈给她买了巧克力，乐乐感到很高兴。
> √ 当人们得不到想要的东西或者不能做想做的事情时，会觉得难过。如乐乐想要吃巧克力，妈妈不给她买巧克力，乐乐感到很难过。

孤独症儿童需要回答三个关于愿望推测情绪的问题：①关于愿望的问题，即图片中或故事中的人物想要什么，如乐乐想要巧克力；②成人描述现实情况，让孩子回答图片中或故事中人物的感受，如妈妈给她买了巧克力，乐乐感到很高兴。③成人向孩子提出问题，即引发人物产生情绪的原因是什么，如乐乐为什么会感到很高兴？

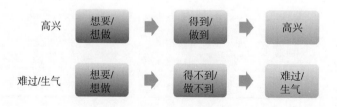

5. 想法推测情绪：目的是让孤独症儿童理解情绪起源于个人的想法,想法与现实可能相符,也可能不符,但情绪最终还是由想法决定。孩子在本阶段需要进行两个层次的情绪判断。一个是根据他人的想法来判断情绪,一个是根据他人的愿望是否满足来判断情绪,并回答这两个层次情绪引发的原因。具体来说,孩子需要理解以下六个内容。

关于想法推测情绪,孤独症儿童需要理解的六项内容

√ 一个人认为自己的愿望会实现,结果愿望真的达成了,他会感到高兴。

如东东想要恐龙,他认为爸爸会给他买恐龙,后来爸爸真的给他买了恐龙,东东感到很高兴。

√ 一个人认为自己的愿望不会实现,结果愿望真的没有实现,他会感到难过。

如东东想要恐龙,他认为爸爸不会给他买恐龙,后来爸爸确实没有给他买恐龙,东东感到很难过。

√ 一个人认为自己的愿望会实现,结果愿望没有实现,他前后会产生不同的情绪体验。

如东东想要恐龙,他认为爸爸会给他买恐龙,他很高兴;后来爸爸并没有给他买恐龙,东东感到很难过。

√ 一个人认为自己的愿望不会实现,结果愿望却实现了,他前后会产生不同的情绪体验。

如东东想要恐龙,他认为爸爸不会给他买恐龙,他很难过;结果爸爸却给他买了恐龙,东东感到很高兴(意外之喜)。

√ 在不知道事实如何的情况下,一个人认为自己的愿望会实现时,他会感到高兴。

如东东想要恐龙,他认为爸爸会给他买恐龙,事实上爸爸买的是卡车,但东东不知道,他仍然感到很高兴。

√ 在不知道事实如何的情况下,一个人认为自己的愿望不会实现时,他会感到难过。

如东东想要恐龙,他认为爸爸不会给他买恐龙,事实上爸爸给他买了恐龙,但东东不知道,他仍然感到很难过。

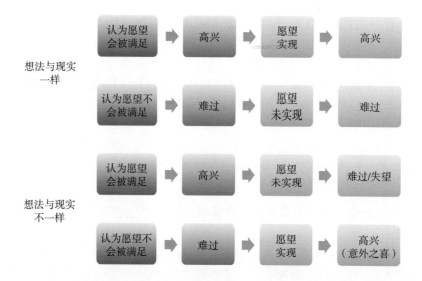

孤独症儿童在这个过程中逐步体验和解读更多的情绪，不仅是基本情绪，还包括对他人复杂情绪的理解，如兴奋、失望、沮丧、失落、又惊又喜等。孩子需要回答四个关于想法推测情绪的问题。

关于想法推测情绪，孩子需要回答的四个问题

√ 关于想法的问题：图片中或故事中的人物是怎么认为的／怎么想的？如东东是怎么认为的／怎么想的？东东认为爸爸会给他买恐龙。

√ 回答他人的感受：东东这么认为，他感觉怎么样？他很高兴。成人描述现实情况，再次让孩子回答人物的感受。爸爸给他买了卡车，东东感觉怎么样呢？东东很难过。

√ 回答情绪原因：东东为什么一开始觉得高兴，后来又觉得很难过呢？因为东东开始以为爸爸会给他买恐龙，所以很高兴；但爸爸给他买了卡车，所以东东后来很难过。

√ 回答愿望的问题：东东想要什么呢？恐龙。

想法解读能力训练：想法解读就是我们推测和理解他人的想法和观点的能力，即通常说的"换位思考"。人类是具有解读同类思想能力的生物，我们能够分析判断他人的意图和感情，进而得出自己的想法，如开车时看到警察向自己招手，就会认为是自己违反了交通规则。解读他人的想法是人类生活和

交往的基本能力,也是社会化高级情感的催化剂。

★ 普通儿童想法解读能力发展特征:推断同类的情绪和感受是人类普遍具备的能力,但人并非生下来就能读懂他人的想法,而是随着语言能力、社会行为能力、认知思维能力的完善,人类解读他人思想的能力逐步得到发展。

2 岁的孩子知道人们是有欲望的,会根据对他人欲望的了解来预测他人的行为;3 岁前孩子不能区分自己和他人的观点,认为他人想的和自己所知觉的一样;3 岁的孩子能够顺利通过简单视角练习任务,但在复杂视角练习任务中表现较差,同时能初步意识到信念和行为的关系,人们的行为受信念的引导;4 岁左右的孩子能理解"一级错误信念任务",即认识到他人所持有的想法是正确的,并根据这种认识去预测和解释他人的行为;6 岁以后孩子才能真正理解"二级错误信念任务"。

对于孤独症儿童而言,想法解读能力的发展要明显慢于普通儿童,康复训练师或者家长不能照本宣科使用上述发展规律来制订教育计划和实施训练。

★ 想法解读训练内容:为了教导孤独症儿童理解他人的想法与观念,想法解读能力训练主要可以分成五个阶段。

阶段	内容	训练关键点
第一阶段	简单视角练习	双面不同物卡片任务、遮挡物品任务
第二阶段	复杂视角练习	正反双面图片视角练习、三山实验练习
第三阶段	理解所见即所知	看到导致知道、听到导致知道、感觉到导致知道
第四阶段	理解所知即所想	根据听到、看到或感受到的已有条件、已有经验去推断他人的行为
第五阶段	信念任务	信念(错误的或正确的想法)、愿望(想要)、根据想法推测他人的行为

1. 简单视角练习:目的是让孤独症儿童能够理解由于人们所处的位置和角度不同,看到的事物可能不同;学习站在他人的视觉角度去理解不同的人看到的东西是不一样的,只有个体看到了,才知道东西的存在,没看到的就不知道。

这个阶段主要可以通过言语任务和非言语行为任务进行考察。言语任务用于考察 3 岁以上的孩子,它以双面不同物卡片(如一面画猫,另一面画狗)为实验材料,先让孩子看卡片的两面,然后康复训练师和孩子面对面坐下,卡片置于康复训练师和孩子中间,让卡片的一面对着康复训练师,另一面对着孩子,问孩子"你看到的是什么,我看到的是什么?"有些孩子可以理解康复训练师和自己看到的是不同的内容,所以知道的就不同。针对年龄更小的孩子,在做简单视角练习时言语任务就会遇到困难,需要使用非言语任务。此时可采用遮挡物品任务,即要求孩子摆放一个能够遮住玩具的挡板,使康复训练师看不到玩具或在遮挡的情况下让孩子帮康复训练师找出玩具。

关于简单视角练习,孩子需要回答的两个问题

√ 回答自己视觉角度的问题:你看到了什么?
√ 回答他人视觉角度的问题:他能看到什么?
通过对这两个问题的交替问答进行测试和练习,孩子回答时可以采用言语或非言语形式。

训练内容	训练方式	回应方式
双面不同物卡片任务	提问	言语回应
遮挡物品任务	提问、遮挡他人视线或寻找他人看到的物件	言语回应或非言语回应

2. 复杂视角练习:目的是让孤独症儿童能够站在他人的视觉角度去理解人们可以用不同的观点来看同一件事情。人们即使面对同一物品,因为角度不一样,所以看到的东西是不同的。

此部分的训练可分为两种不同形式:第一种形式是正反双面图片视角练习,如准备一张分别画有正着的杯子和倒着的杯子的双面图片。先让孩子两面都看,然后康复训练师和孩子面对面坐下,卡片置于康复训练师和孩子中间,让卡片的一面对着康复训练师,另一面对着孩子。康复训练师向孩子提出问题:"从我的角度看,杯子是正着的还是倒着的?"孩子能正确回答他人角度看到的物品形态。第二种形式是心理学家皮亚杰做过的著名的三山实验练习,提前准备好硬纸板模型做成的三座高低、大小和颜色不同的假山模型、四把椅子、洋娃娃等,把大小不同的三座假山模型摆放在桌子中央,带着孩子围绕三座假山模型走动,使孩子可以从不同角度观察这三座假山模型的形状,让孩子坐在其中的一把椅子上,洋娃娃依次放在桌边的其他三把椅子上,问孩子"娃娃看到了什么?"如果孩子只能从自己的角度出发,而不是从洋娃娃的角度来描述三座假山模型的形状,即不能成功完成任务。

关于复杂视角练习,孩子需要回答的两个问题

√ 回答自己视觉角度的问题:你看到了什么?
√ 回答他人视觉角度的问题:他能看到什么?

通过对这两个问题的交替问答来进行测试和练习,孩子回答时可以采用言语或非言语形式,非言语形式为摆放出相应的模型或者挑选出相应的视角卡片。

训练内容	训练方式	回应方式
正反双面图片视角练习	提问	言语回应
三山实验练习	提问、要求摆放出相应的模型或挑选出相应的视角卡片	言语回应或非言语回应

3. 理解所见即所知:目的是让孤独症儿童理解人们只知道自己经历过的事情,这是一种理解他人并能知道自己(直接或间接)经历过事件的能力。明白人只知道他看见的事,如果他没有看见就不知道,在这个基础上进一步发展孩子听到导致知道、感觉到导致知道的能力。所有能力的练习均分为两个阶段进行,一是自己(孩子)判断,就是从孩子自身判断知道还是不知道;另一个是第三人(他人)判断,就是从他人的角度判断知道还是不知道。

A. 看到导致知道

孩子自己判断示例

材料准备	两个不一样的东西(选择孩子感兴趣的、认识的物品),如大卡车和小卡车玩具,一个空盒子
训练过程	1. 向孩子展示这两辆车,告诉孩子会把其中一辆车放入盒子里 2. 请孩子蒙住/闭上眼睛 3. 康复训练师把大卡车放进盒子里,盖上盒子,并把小卡车藏在孩子看不到的地方(除了盒子) 4. 让孩子睁开眼睛,询问孩子"你知道哪一辆卡车在盒子里吗?"
分析及对策	1. 如果孩子回答说"我不知道",则意味着他通过了第一轮测试,可以进行第二轮测试,即询问原因"你为什么不知道?"孩子可能会回答说"因为我没有看到,所以不知道" 2. 如果孩子胡乱猜测回答,则应该告诉孩子"你不知道,是因为你没有看到"

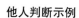

他人判断示例

材料准备	两个不一样的东西（选择孩子感兴趣的、认识的物品），如红飞机、蓝飞机，一个玩偶娃娃
训练过程	1. 告诉孩子三个人（包括玩偶娃娃）一起玩，在玩偶娃娃和孩子面前展示这两架飞机，告诉孩子会把其中一架飞机放入盒子里，并且明确告诉他这个过程玩偶娃娃不能观看，接着将玩偶娃娃放在旁边或者把玩偶娃娃的眼睛用布盖起来 2. 请孩子选择一架飞机藏起来，孩子若不明白"藏"的概念，康复训练师可以协助孩子把其中一架飞机（假设是蓝飞机）放进盒子里并盖上盖子，然后把另外一架飞机（假设是红飞机）藏在其他地方（除了盒子） 3. 询问孩子"玩偶娃娃知不知道哪架飞机藏在盒子里？"
分析及对策	1. 如果孩子回答说"娃娃不知道"，则意味着他通过了第一轮测试，可以进行第二轮测试，即询问原因"为什么娃娃不知道？"孩子可能会回答说"因为娃娃没看到，所以它不知道" 2. 如果孩子胡乱猜测回答，则应该告诉孩子"娃娃不知道，是因为娃娃没看到"

　　看到导致知道的训练方式有很多，除了已经介绍的"藏东西 - 找东西"外，还可以采用不同的方式。

　　"眼睛的方向"训练任务需要准备一个盒子，里面放大小相同、触感一样的小狗玩具和小猫玩具各一个。在训练过程中，需要邀请两个孩子，让其中一个孩子看盒子里的东西，另一个孩子摸盒子里的东西而眼睛看着别处，然后询问"谁能准确知道盒子里的东西是什么？"

　　"在不在场"训练任务以在不在事件现场来判断一个人知不知道。如康复训练师和孩子在房间里，房间里有很多好吃的，康复训练师请孩子吃糖果，这个时候孩子的妈妈进入房间并问孩子"妈妈知不知道你刚刚吃了什么？"这样的方式类似于生活中责任归属问题，如是谁打破了花瓶？看到了就知道，没有看到就不知道，因为眼见才为实。教会孩子此项技能，除了能让孩子从他人的角度来看待问题外，还可以有效帮助孩子规避生活中的一些冲突。

　　B. 听到导致知道：目的是让孤独症儿童理解人只知道他听到的事情，如果他没有听见，就不知道。同样分为自己（孩子）判断和第三人（他人）判断。在训练中可以采用"打电话"游戏，孩子和妈妈通电话，孩子知道妈妈在电话中说了什么，但是爸爸没有一起听电话，所以爸爸不知道妈妈说的内容。类似的训练方式还有传话游戏、听声音辨别方位游戏以及听声音猜歌游戏等，都需要孩子根据是否听到而采取不同的应对方式。

C. 感觉到导致知道：目的是让孤独症儿童理解人只知道他感受到的事，如果他没有感受到，就不知道。如一块煎饼，可以从触觉上感觉它是冷还是热，只有摸过的人才知道；可以从味觉上感觉它是咸还是甜，只有吃过的人才知道。在训练中可以玩背后拍人的游戏，只有被拍到的人知道谁被拍了，其他玩家是不知道的等。

关于所见即所知，孩子需要回答的四个问题

√ 回答自己视觉角度的问题：你知不知道？
√ 你为什么知道？
√ 回答他人视觉角度的问题：他知不知道？
√ 他为什么不知道呢？

通过这四个问题的交替回答进行测试和练习。重点提示：本阶段不仅需要进行"他人不知道"部分的训练，还需要进行"他人知道"部分的训练。

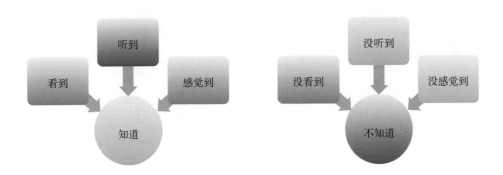

4. 理解所知即所想：目的是让孤独症儿童理解人已有的知识会形成人的想法，从想法就能够预测人的行为，即知识估计行为。人们会认为一件物品在他们曾经看到的地方，如果不曾看到，他们就不会知道这件物品在哪里。如可可看到老师把球放在盒子里，根据可可的经验可以推测他的行为：如果可可想要玩球，他会去盒子里拿球。以下是两个采用故事法进行所知即所想训练的范例，是由 Wellman 等人于 1995 年提出的。

故事法（初阶）

前期准备	兔子、小狗的玩偶
训练过程	1. 提供故事：有一个小男孩叫山姆，要找一只兔子，找到兔子之后，他要到学校去。他有两条路线可供选择，其中一条路上他可以找到兔子，另一条路上他可以找到狗 2. 根据故事发展提出问题：如果他找到兔子，应该怎么办；如果他找到了狗，应该怎么办 3. 让孩子根据故事内容去推测山姆的行为。实验表明，2 岁的孩子会回答："如果山姆找到了兔子，他就会去学校；如果他找到了狗，没有找到兔子，他就会继续找，直到找到兔子，才会去学校"

故事法（进阶）

前期准备	书架、玩具箱、玩具娃娃
训练过程	1. 提供故事：房间里有书架，也有玩具箱，书架上和玩具箱里都放有书籍，而这个秘密只有孩子知道 2. 根据故事发展提出问题：如果玩具娃娃进来找书，她将到哪里去找呢 3. 让孩子根据已有的经验去推测他人的行为。一般书是放在书架上的。有一定心智解读能力的孩子会说"娃娃会到书架上去找书，因为娃娃并不知道玩具箱里也有书。"这个时候孩子不能把自己的信念推及他人，所以此时孩子是以他人及固化的信念来判断人的行为的

　　这种故事法训练方式主要是训练孤独症儿童根据已知条件、经验去推测他人的行为。在生活中，我们常常需要用到这项技能，它不仅可以促进交互能力的发展，也能提高孩子解决问题的能力。举个例子：在爱玛家附近的一个超市里有一位医生，距离她家较远的地方有一家医院，如果爱玛生病了，请问她会去哪里就医呢？一般具有一定的心智解读能力的孩子会回答去医院看医生，而不是去超市看医生。

　　在进行训练时，不要局限于现有的故事版本，可以根据孩子的情况进行灵活的设计和编排，在过程中注意孩子的动机以及理解能力，以确保孩子能够参与到活动中来。除了训练孩子所见即所知外，还可以进行所听即所知、所感受即所知等泛化训练。如东东接到了妈妈的电话，让他和爸爸去超市，我们推测东东会叫爸爸一起去超市。对于孤独症儿童而言，一个知识点只有经过大量的泛化和实践才能被掌握。

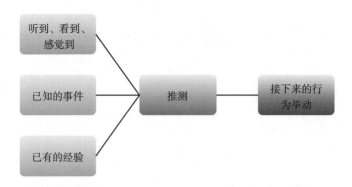

5. 信念任务：目的是让孤独症儿童理解相对于某个真实的客体或事件会出现几种不同的解读情况，表征可能是错误的（错误信念），但信念的持有者却认为这是正确的；相对于某种心理状态，行为可能与其不一致，如悲哀者的微笑、高兴者的哭泣等；相对于某一客体的实质，外表可能是错误的（外表与真实的区别）；两个人的知觉观点和观念可能是不同的。

信念任务的训练方法很多，包括意外位置任务、意外内容任务、想象及实质存在事物的区别、物品外表与真实的区别、欺骗能力、信念-愿望推理能力等方面的训练。

A. 意外位置任务：在他人不知情的情况下将物品从原来的位置换到另一个位置。如小明把巧克力放到了厨房的一个蓝色橱柜里（位置A），然后离开厨房。小明的妈妈在小明不知情的情况下把巧克力移到了绿色橱柜里（位置B）然后离开厨房。小明想吃巧克力。询问孩子："小明会到哪里去找巧克力？"

B. 意外内容任务：在他人不知情的情况下将原来盒子里的物品替换成另一件物品。如在小明不知情的情况下，我们将糖果盒里糖果替换成积木。询问孩子："小明认为糖果盒里装的是什么？"拥有正常心智解读能力的孩子会回答"小明认为糖果盒里装的是糖果。"

C. 想象及实质存在事物的区别：目的是让孤独症儿童理解心里想的是虚拟的，与实际存在是不同的。实际存在的可以具体接触和感知。

例1：甲想象一条狗（虚拟的）	例2：甲正在想饼干（虚拟的）
乙牵着一条狗（实际存在）	乙手里有饼干（实际存在）
判断：哪个人能摸到狗	判断：哪个人能看到或摸到饼干

D. 物品外表与真实的区别：向孤独症儿童展示一块小熊模样的饼干，问孩子两个问题："这块饼干像什么？它实际上是什么？"孩子同时理解同一物

体的两种相互矛盾的象征,一个物体可以用它的样子来描述,也可以用实质来描述。如天上的白云,它像小羊,它实际是白云。这对于普通儿童而言是个非常有趣的过程,但对于很多孤独症儿童而言,由于思维的匮乏,体验不了这种象征的乐趣,因而在和他人沟通的过程中对于语言的幽默、反语等较难理解。

E. 欺骗能力:欺骗是人类的一项重要技能,在社会交往中欺骗是非常重要的行为方式之一,如善意的谎言和玩笑,对个体社会关系的建立、维持和发展具有积极的意义,儿童欺骗的发展进程就是儿童社会化、自我调节和社会适应的过程。对儿童欺骗的研究包括两个维度,一是问题行为中的欺骗,二是儿童心理理论中的欺骗能力,本文重点讲述心理理论中的欺骗能力。我们要让孩子理解一件事情,即作为欺骗者,他企图培养他人的错误信念,以致让他人产生错误的观点或行为。

儿童欺骗理论

在儿童欺骗的发展理论中,Leekam 的"欺骗三水平说"和 Polak 与 Harris 的"欺骗三阶段说"比较有代表性。Leekam 认为,儿童欺骗能力存在操纵行为、操纵信念和操纵关于意图的信念三个水平。操纵行为是指儿童试图通过陈述他们知道或相信是虚假的某事来获得奖励或避免惩罚;操纵信念是指儿童试图通过影响他人对自己谎话的信念来达成自己的目的,虚假陈述只是为了掩盖真相,他们已经知道他人可能把自己的话当成是谎言,也可能把自己的话当成是真话;操纵关于意图的信念是指儿童试图通过虚假陈述影响被欺骗者对于自己意图的信念,他们已经认识到除了内容外,他人接受的还有自己的意图和信念,也知道让他人相信自己的话是真实的这一点很重要,让他人相信自己是诚实的则更重要。

儿童欺骗的测量方案

许多心理学研究者对儿童的欺骗行为进行了大量的研究,其中较有代表性的研究方案分别测量的是操纵行为、操纵信念以及操纵意图信息水平的欺骗,其研究结果对于认识儿童欺骗的发生发展具有重要价值,但是这些方案也存在些许不足。

Lewis 等人设计的"抵制诱惑情境"研究方案是关于操纵行为的欺骗测量。实验者把玩具放在儿童面前,并告诉儿童当实验者不在时不准偷摸玩具。"抵制诱惑情境"研究方案通过询问否认自己偷看过盒子的儿童是否知道盒子里面放的是什么来测试欺骗和说谎,但这里的儿童欺骗并不带有目的性。

Lafernieer 设计的"藏与找"研究方案是关于操纵信念的欺骗测量。实验者以游戏的形式向儿童出示 3 个容器,并告诉儿童当坏人不在时,木偶把一些财宝藏在了某个容器中,但木偶在离开时不小心留下了一行带有墨汁的脚印,这会告诉其他人财宝的隐藏地点,儿童需要帮助木偶把财宝更好地藏起来。"藏与找"研究方案中儿童的所作所为是为了让坏人错误地认为财宝在另一个容器中或不在真正的那个容器中,这需要相当完善的欺骗技巧。

Peskin 设计的"选玩具"研究方案是关于操纵意图信息的欺骗测量。儿童有 2 个木偶伙伴,一个自私自利,总是抢儿童喜欢的东西;一个为人着想,即使自己吃亏也不抢儿童喜欢的东西。实验中为儿童准备了 4 根木棍,其中只有一根木棍是完好的并且儿童非常想要,但是儿童必须在木偶选择木棍之后才可以选择。本研究方案试图考察儿童是否会因为自己想要完好的木棍而欺骗自私自利的木偶,并对为人着想的木偶说真话。"选玩具"研究方案中儿童的意图是从自身出发的,是自私的,而事实上儿童欺骗除了自私的意图外还有亲社会的意图,如善意的谎言就是从对方的角度出发,为对方着想而进行欺骗。

孤独症儿童欺骗策略的训练

根据 Chandler 与 Leekam 的观点,拒绝回答、擦去证据、说谎属于操纵行为水平的欺骗策略;制造假证据属于操纵信念水平的欺骗策略;擦去原来的证据并制造假证据属于操纵意图信息水平的欺骗策略。孤独症儿童欺骗策略的训练也主要从这三个方面来进行。

拒绝回答: 如在"藏与找"游戏过程中,康复训练师故意询问儿童:"你把东西藏在哪儿了?"有的孤独症儿童缺乏相应的心智解读能力,会直接告诉康复训练师"我把东西放在抽屉里了。"在初阶的时候,我们可以教导儿童从寻找者的角度来思考,如果告诉了他人"藏"就变得没有意义了,可以示范教导儿童说:"我不告诉你。"

擦去证据: 藏东西时藏在衣服下面,但为了避免让他人看到线索而把衣服摆放整齐,直到看不出里面藏了东西。

说谎: 如将东西藏在柜子里,却故意告诉他人"我把东西藏在床底下了",给他人制造错误的认知和信念。

制造假证据: 藏东西时,先把东西藏在某一地方(如口袋),但故意制造声音或者行为误导他人,如根据听到导致知道或看到导致知道原则,把物件藏在口袋里后,故意发出较大的脚步声走到床边,或故意让他人看到自己将物品藏在床底的举动再返回原位。

　　擦去原来的证据并制造假证据:将"擦去证据"和"制造假证据"结合进行,属于更高层次的心智水平能力。

　　F. 信念 - 愿望推理能力:是儿童心理理论的重要内容。儿童的信念任务根据难易程度分为一级信念任务和二级信念任务。一级信念任务:个体对真实事件的思考,也可以说某人有某种想法。如小明认为巧克力在柜子里;爸爸认为我会去图书馆。二级信念任务:对某人关于另外一个人的信念的推断或认知,也可以说是某人关于另一个人的想法。如小明认为小刚认为巧克力在柜子里。孤独症儿童一般要先能完成一级信念任务,才能进行二级信念任务训练。

　　依据信念(正确、错误)和愿望(接近愿望、回避愿望)的情况,可以对信念 - 愿望推理任务进行细分。

信念情况	信念任务分类	主要训练目标
正确信念任务	一级正确信念接近愿望任务	活动中的物品是他人喜欢的,完成找出物品的任务;活动中的物品是他人不喜欢的,完成回避物品的任务。训练内容中得出的他人的想法是正确的,想法是与事实或他人行为相符的
	二级正确信念接近愿望任务	
	一级正确信念回避愿望任务	
	二级正确信念回避愿望任务	
错误信念任务	一级错误信念接近愿望任务	与正确信念任务不同的是,训练内容中得出的他人的想法是错误的,想法是与事实或他人行为不相符的
	二级错误信念接近愿望任务	
	一级错误信念回避愿望任务	
	二级错误信念回避愿望任务	

　　由于信念任务在实际操作上是比较深奥和难懂的,本文将从意外位置任务来分析不同信念任务的区别。下面假设背景信息为"转移的物品是他人喜欢的",据此分析正确信念和错误信念的操作方法、训练的具体内容。训练的内容都是以"讲故事 - 提问"的方式进行的,问题涵盖控制问题、愿望问题、一

级和二级信念 - 愿望推理问题以及确认问题原因四部分,示例如下。

积木故事	小明和小方很喜欢玩积木,他们一起把积木放在了红色的盒子里,然后小明的妈妈把小明叫了出去。趁小明不在,小方把积木从红色的盒子里拿出来,放到了绿色的盒子里
一级正确信念接近愿望任务(物品是他人喜欢的,物品转移时物品看到了)	故事的发展:小明回来的时候正好看到小方把积木放进绿色的盒子里。 1. 控制问题:积木最先放在哪个盒子里(红色的盒子) 　　　　　　积木后来放在哪个盒子里(绿色的盒子) 2. 愿望问题:小明想不想要积木(想要) 3. 信念 - 愿望推理问题:小明会到哪里去找积木(绿色的盒子) 4. 确认原因问题:为什么小明去绿色的盒子里找积木(小明看到了,所以他知道)
一级错误信念接近愿望任务(物品是他人喜欢的,物品转移他人没看到)	故事的发展:小方放好积木后,小明回来了。 1. 控制问题及愿望问题同前一步 2. 信念 - 愿望推理问题:小明会到哪里去找积木(红色的盒子) 3. 确认原因问题:为什么小明会去红色的盒子里找积木(小明之前看到的是积木放在红色的盒子里,他并不知道小方将积木换了位置)
二级正确信念接近愿望任务(物品是他人喜欢的,物品转移他人没看到)	故事的发展:小方放好积木后,小明回来了。 1. 控制问题及愿望问题同前一步 2. 二级信念 - 愿望推理问题:小方认为小明会到哪里去找积木(小方认为小明会去红色盒子里找积木) 3. 确认原因问题:为什么小方这样认为(因为小明之前看到的是积木放在红色的盒子里,他并不知道小方将积木换了位置)
二级错误信念接近愿望任务(物品是他人喜欢的,物品转移他人没发现第三方看到了)	故事的发展:小明回来的时候正好看到小方把积木放进绿色的盒子里,但是小方没有看到小明。 1. 控制问题及愿望问题同前一步 2. 二级信念 - 愿望推理问题:小方认为小明会到哪里去找积木(小方认为小明会去红色的盒子里找积木) 3. 确认原因问题:为什么小方这样认为(因为小方不知道小明看到他转移了积木的位置)

在检查儿童信念任务时需学会回答以下几个问题:首先提问真实情况,检查儿童对故事的注意和理解;其次提问记忆问题,检查儿童是否记得相应的放置位置;最后检查信念问题。

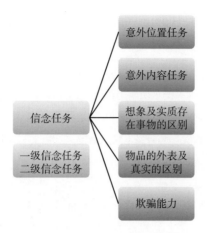

想法解读能力是心智解读能力的核心部分，也是决定一个人是否能掌握心智解读能力的根本。但在训练时切勿操之过急，应循序渐进，按照孤独症儿童的实际能力选取相应的阶段开始，并注意充分泛化。

认知观点采择能力

观点采择是指个体在对自己与他人的观点进行区分的基础上，理解他人所处的情景，并推断他人如何对这一情景进行反应的能力。观点采择又分为空间观点采择、认知观点采择和情感观点采择三部分，考虑心智解读能力和观点采择能力重叠和交叉的部分，在此部分我们着重探讨如何提升孤独症儿童的认知观点采择和情感观点采择能力。

认知观点采择能力：认知观点采择是对他人关于某一事件或情景的想法、知识的判断。如小明因为带同学去看病而迟到，爸爸知道了会怎么看？

★ 儿童认知观点采择的发展：塞尔曼通过人际关系两难故事研究儿童的认知观点采择能力，将 3 岁以上儿童该项能力的发展划分为四个阶段。

认知观点采择能力的发展（两难故事法示例）

霍莉是一个 8 岁的女孩，她喜欢爬树，在邻居所有孩子中她最会爬树。一天，当她从一棵高树上往下爬时，不小心从树上掉了下来，幸好没有摔伤。她的爸爸看到了，很担心，要求霍莉以后再也不要爬树了，霍莉答应了。后来有一天，霍莉和她的朋友们遇到了肖恩。肖恩的猫夹在了树上下不来，必须立即想办法把猫拿下来，不然猫就会从树上摔下来。只有霍莉一个人能够爬上树把猫拿下来，但她记起曾答应爸爸再也不爬树了。

问题：

1. 如果霍莉没有帮肖恩，她会感到怎样？

2. 如果霍莉的爸爸发现她又爬树了，他会感到怎样？

3. 如果霍莉的爸爸发现她又爬树了，霍莉认为爸爸会怎样做？

4. 如果你是霍莉，会怎样做？

阶段0 以自我为中心(3~6岁)	只知道自己的观点,意识不到他人的观点 这一阶段的孩子通常认为霍莉会去救那小猫。当被问及霍莉的爸爸对霍莉违反承诺的行为会作出怎样的反应时,孩子认为他会"很高兴,因为他喜欢猫",这是因为孩子自己喜欢猫,就假定霍莉和她爸爸也喜欢猫,他们认识不到他人可能会有与自己不同的观点
阶段1:社会信息的观点采择(6~8岁)	意识到他人和自己有不同的观点,但这是由于他们接受的信息不同,仍然不能考虑他人的观点,认为他人所做的就是所想的,不能理解他人的行为动机 当问孩子霍莉的爸爸是否会因霍莉又爬树而生气时,孩子会回答:"如果他不知道霍莉为什么爬树,他会生气,但是如果他知道了霍莉为什么爬树,他会认为霍莉爬树有很好的理由。"孩子认为如果双方得到的信息一样,他们就会得出相同的结论
阶段2:自我反省的观点采择(8~10岁)	孩子知道,即使拥有同样信息,他人和自己的观点也可能不一样,能够考虑对方的观点,但还不能真正理解这种观点差异的原因 如果问孩子霍莉会不会去爬树,孩子会说:"会的,她爸爸会理解她为什么爬树的。"孩子注意的是霍莉的爸爸对霍莉观点的考虑。但是如果问霍莉的爸爸是否希望霍莉爬树,孩子通常回答不希望,这表明孩子采择的是霍莉爸爸的观点,在考虑爸爸对霍莉安全的关心
阶段3:相互的观点采择(10~12岁)	孩子能同时考虑自己和他人的观点,并认识到他人也会这么做 孩子会采择一个与此事无关的第三者的观点来描述"霍莉两难故事"的结果,并表明霍莉和她爸爸都会考虑对方是怎样想的。例如,一个孩子这样说:"霍莉想去救猫,因为她喜欢猫,但是她知道她爸爸不让她爬树。霍莉的爸爸知道他曾告诉过霍莉不能爬树,但他不知道猫被夹住了。不管怎样,他可能会惩罚霍莉以坚持他的规则。"
阶段4:社会的或习俗的观点采择(12岁以上)	青少年通过与社会习俗的比较来理解他人的观点,不仅能对个别人进行观点采择,还能归纳整合社会上大多数人的观点 这一阶段的孩子会认为霍莉的爸爸会生气并因霍莉爬树而惩罚她,因为爸爸通常要惩罚不听话的孩子。然而,孩子有时候认识到,其他一些人不那么传统,或者有着与"概括化他人"不同的观点。如果这样,孩子会说"霍莉爸爸的反应将取决于他在多大程度上与其他爸爸的不一样以及对服从的重视程度。"

★ 孤独症儿童认知观点采择能力训练内容

1. 知道他人和自己会有不同的观点。
2. 能接受和考虑他人的观点。
3. 知道自己和他人观点的差异性。
4. 知道自己和他人观点差异的原因。
5. 能从第三者角度来考虑事件的结果。

6. 根据他人的观点推测他人的行为。

7. 理解他人的行为动机。

8. 能用社会习俗的比较来理解他人的观点。

9. 能整合团体中大部分人的观点。

情感观点采择能力(移情能力): 移情是对他人在某一情境中的情感状态或情感反应的推断和反应,是设身处地理解他人感受的一种能力,它是一种特殊的观点采择能力。

★ 移情能力的分类:儿童移情能力共分为非推断或非认知的移情、非移情的推断、移情的推断三类。

1. 非推断或非认知的移情:他人的情感在婴儿身上引起相似的情感反应,但并没有社会认知的参与。他人哭,婴儿会跟着哭;他人笑,婴儿会跟着笑,没有认知的成分在内,也许不能算作移情,因为婴儿根本不理解他人的情感。

2. 非移情的推断:能够认知他人的情感,但是自己并不产生相应的情感。知道他人很痛苦,但是自己并不痛苦。如电视剧里一个女孩发生了严重的车祸,我们知道她在这个情境下会非常痛苦,但是我们自己并未感受到痛苦。

3. 移情的推断:理解他人的情感,并在自身引起相同的情感反应。如看到爸爸妈妈吵架,妈妈伤心地哭了,知道妈妈难过,儿童也会陪着妈妈哭。

★ 孤独症儿童移情能力的发展:孤独症儿童移情能力的发展是在生活体验中逐步提升起来的。在生活中,家长可多直接表达自己的感受,包括自己开心的、不开心的、爱的、讨厌的,让孩子能够更直观地关注他人的情绪情感反应,从而唤醒孩子对他人情绪情感的直观体验。康复训练师和家长主要教导孤独症儿童以下六大移情能力。

1. 开始注意他人的情绪变化,意识到他人的存在。

2. 具备区别自己与他人观点和情感的能力,区分是他人还是自己的痛苦或快乐。

3. 容易被他人的情绪感染,当他人在他面前哭的时候,儿童即使不能感同身受,也能做到不出现与他人相反的情绪反应。

4. 学会搜寻他人情绪情感的相关信息,在关注他人情绪情感时也会分析原因,形成有效的解决策略。

5. 开始体验较复杂的情绪,能对他人当前的情绪情感产生移情。

6. 移情范围扩大,来自需要者的表达线索、直接情境线索、自己或他人生活状况的认识都能唤醒移情。如看到他人那么痛苦,会联想到自己曾经痛苦的心境,从而产生移情;即使在直接情境中并没有关于这种痛苦的线索,儿童还可能会想象另一个人所经历的痛苦来产生移情,如这个人失去了妈妈,会由此联想没有妈妈的日子将是多么难过，于是移情唤醒。

我们一再强调所有的教学不能停留在表面，一定要引导孤独症儿童将所学的知识在生活中多练习并能灵活运用，要求孩子在日常生活中也能从他人的角度考虑问题，了解他人的想法、意图等，这是今后学习和工作中一项不可或缺的能力。

在实际训练时，我们还需要把握一个要点——共同注意力。共同注意力是儿童人际交往发展的重要内容，也是个体认知能力发展的先决条件。孩子只有留意他人的情绪和状态，才能去解读他人的情绪、意图，推测他人的举动。共同注意力的提升是心智解读能力泛化运用的保障机制。

除了提高孩子的共同注意力，实际教学中还可以采用多种形式来教导孤独症儿童，包括但不限于图片、故事、视频、绘本、模拟情境、实际生活处境等。只有孩子灵活运用起这些能力，我们才能称其确实掌握或具备了这项能力，才能更好地、全面地形成对他人个体的认知。

能力领域 II：人际关系的认知

可可跑过来对妈妈说："妈妈，我想邀请我的好朋友乐乐来家里玩，可以吗？"这样的场景在生活中常常出现，其中涉及三个人物：妈妈、可可以及可可的好朋友乐乐。他们之间有着不同的关系：妈妈和可可是母女关系，乐乐和可可是好朋友关系，而妈妈和乐乐可能并不认识彼此。

人一出生就拥有与生俱来的生理血缘关系，在后天的社会生活中因与不同的人打交道，逐渐产生了各种各样更复杂的关系。有的人关系亲密，可以是爱人、亲人、朋友，有的人关系疏远，可以是路人、陌生人等。了解他人对于我们的存在意义，了解人与人之间的关系和相应的关系状态是生活中处理各种事件的基础，也是人际交往的前提条件。

对于人与人之间关系的认知和关系状况的判断，普通儿童是不需要刻意教导的，而孤独症儿童对于上述问题的看法常常会非常混乱，可能会对关系进行不同的曲解，究其根本，可能和孤独症儿童本身认知、观察能力受限有关。

如笔者曾问一个 10 岁的孤独症儿童："你们家有几个人，都有谁？"这些问题对于他来说还是很容易回答的，但问到"爸爸的妻子是谁？你和妈妈是什么关系？"等问题时，他已经开始不知所措了，对于"你们的关系怎么样？他们的关系怎么样？"等问题就更难给出答案了。

以下是笔者与一位 6 岁普通孩子的对话。

提问："你和你的妈妈是什么关系？"

孩子思考了一小会儿，回答道："亲。"

提问："你和你的姐姐是什么关系?"

孩子回答："玩。"

对于这个阶段的孩子来说,操作行为的关系就是实质的关系。

以下是笔者与一位 10 岁普通孩子的对话。

提问："你和你的妈妈是什么关系?"

孩子答："母女关系。"

提问:"你和你的弟弟是什么关系?"

孩子答："姐弟关系。"

10 岁的普通孩子在回答过程中完全不用经过思考,答案脱口而出。但对于孤独症儿童而言,这些问题以及回答可能需要一一教导,他们缺乏举一反三、总结运用的能力。

另一个原因是孤独症儿童家长并没有教导孩子这些内容,很多家长认为这些内容不重要,或者根本没有意识到这些内容还需要去教。但是如果一个人不能区分自己和他人的关系,不了解自己和他人的关系状态,那么怎么去处理和协调相互之间的关系呢? 我们一般认为先有理解,才有行为,举个例子:如果不知道什么是杯子,我们就无法在一堆物品中找出杯子。

孤独症儿童人际关系的认知主要包含理解不同人之间有不同的关系,不同人之间的关系状况可能不一样。人与人之间是一张复杂的关系网,有家庭关系网、亲朋好友关系网、学校关系网、社会生活关系网等,在人际关系认知上我们主要教导孤独症儿童对父母长辈关系(垂直关系)、同伴关系(平行关系)、周围人关系(熟悉与陌生)的认知,让他熟悉和理解各个关系网的结构,除了可以促进他的人际交往外,还能避免不必要的人际冲突。

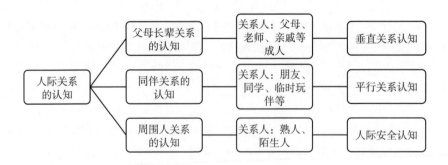

人际关系认知 1:父母长辈关系的认知

孩子在最初会与亲近的照顾者产生第一种关系——依恋关系;随着孩子年龄的增长,慢慢演变发展出亲子关系、亲戚关系,如俗称的七大姑八大姨;入读幼儿园后发展出师生关系等。对于孤独症儿童,这部分主要是教导其对父母长辈关系的认知和对父母长辈关系状态的理解。

父母长辈关系的认知：父母长辈关系的认知包括对儿童与父母长辈的关系认知、父母长辈之间关系的认知。

★ 儿童与父母长辈的关系认知：包括亲子关系、祖孙关系、亲戚关系和师生关系等。①亲子关系和祖孙关系：从认知者的角度来看，要知道自己与父母长辈的关系、他人与父母长辈的关系，包括母子关系、父子关系、母女关系、父女关系、祖孙关系等，如小明知道自己和妈妈是母子关系，也知道小刚和他的爸爸是父子关系，这是一种不对等的双向关系。还包括自己与他人父母长辈的关系，如小明要称呼同学的爸爸为叔叔，不能跟着同学叫爸爸。②亲戚关系和师生关系：如小明和自己的姑姑是亲戚关系，和张老师是师生关系。

★ 父母长辈之间的关系：是一种他人与他人之间关系的认知，如爸爸妈妈是夫妻关系、爸爸与爷爷是父子关系、爸爸与叔叔是兄弟关系等。这有可能是一种不对等关系，也有可能是平行关系。

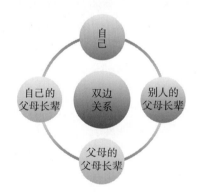

从上图中可以看出，每一个单位个体都能与另一个单位个体产生关系，如自己与他人的父母长辈是一套关系，自己的父母长辈与父母的父母长辈又是一套关系；同时除自己外，其他三个单位个体内部还有不同的关系，如夫妻关系、兄妹关系、姐弟关系等。

父母长辈关系状态的理解：在教会孤独症儿童了解人与人之间不同的关系后，还得教会其评估人与人之间关系的状态。关系状态内容的理解分为两部分，一个是评估关系的好坏，如我和谁的关系好、和谁的关系差，爸爸和妈妈的关系怎么样等；另一个则是对权威的认知，孩子与父母长辈关系的好坏或融洽与否，在很大程度上取决孩子对权威的理解，权威体现的也是一种人际关系，如孩子能遵从父母或老师的教导等。

★ 权威的认知：权威关系主要指的是权威者和权威对象之间影响与被影响、支配与服从的关系，是社会关系的一种。

1. 影响孤独症儿童权威认知的因素：对孤独症儿童来说，尊重正确的权威会促进孩子知识、正确行为方式的获得以及其他方面的发展，而孩子对权威的漠视、不合理反抗或不合理服从则可能对其今后的人格发展产生不利影响。权威认知是社会认知的重要组成部分，是孤独症儿童社会化发展的重要途径。影响孤独症儿童权威认知的因素包括儿童自身因素、权威者因素、领域内容三个方面。

A. 儿童自身因素：孤独症儿童由于自我意识、认知能力发展受限，缺乏判断力，导致有的孩子不了解自己与父母的关系状态，没有权威意识，不知道要听从父母和老师的话，常以自我为中心，如孩子常表示"我就要这样做。"父母和老师的话对孩子没有影响，孩子未来对社会规则和人际交互规则的遵从实在令人担忧。有的孩子对权威人群过于放大，不知道谁的话可以听、什么话可以听。他们可能会出现无论谁的话都听，无论什么话都听的情况。如在公众场合，同学故意对孩子说"脱裤子"，孩子真的会把裤子脱下来等。在实际生活中，要教导孤独症儿童学会辨别命令的合理性，作出自己的判断。如父母让他看书，他会听从；他人让他去偷东西，他则不会听从。

B. 权威者的因素：权威者因素主要指权威者的教养意识。在研究中发现，父母的教养方式分为专制型、权威型、忽视型和溺爱型四种，专制型教养是对孩子的要求很严格，提出很高的行为标准，喜欢将孩子与"别人家的孩子"进行比较，不听孩子的意见和想法，这样教养出来的孩子在与人交互上容易表现为退缩。权威型教养的特点是理性、严格、民主、耐心和爱，既有相处的原则，又愿意与孩子沟通和交流，属于牧羊犬式的教养方式，用羊鞭牵制但又给予相对的自由。忽视型教养对孩子的成长表现出漠不关心的态度，既不会对孩子提出什么要求和行为标准，也不会表现出对孩子的关心，这样教养出来的孩子比较冷淡，对很多东西缺乏兴趣和情感。溺爱型教养是对孩子充满爱与期望，但是却忘记了孩子社会化的任务，很少对孩子提出要求或施加控制，这样教养出来的孩子容易以自我为中心，不服管教且容易激发出情绪问题。作为教养者，要找好自己的定位，做一个权威型的父母和老师，既能维护彼此的关系，又能较好地约束孩子，为将来孩子适应社会规则提供帮助。

C. 领域内容：在不同的领域范围内，孩子对权威的意见采纳也是不一样的。在生活习俗上，孩子愿意听从父母的意见，但在学业上，孩子更愿意听从老师的意见。如一个小学四年级的孩子，他有较为清晰的自我想法，在做一道题时，妈妈说做错了，要改，而孩子认为自己没有错，他会想办法说服妈妈，不愿意更改，而后来老师和他说做错了，孩子就会马上进行订正。大部分时候在学业上或者学校规范上，孩子会认为老师的话神圣不可侵犯。

2. 孤独症儿童权威认知训练内容

A. 培养对权威的遵从意识：学习按照权威的指令和规定行事，垂直关系中，成人是权威的一方，孩子是服从的一方，如在学校听老师的话，在家里听爸爸妈妈的话。

B. 学会辨析权威和权威命令的对错：孩子并非只要是权威的命令就必须服从，要学会用一定的外在道德标准来判断权威的命令和行为。同时，还需要教导孩子学会辨别哪些人对于自己来说是权威，哪些人不是。

C. 当不认同权威的话时，会采取恰当的策略：随着年龄的增长，孩子对权威的态度逐渐由接受到协商和拒绝。从这一过程可以看出，孩子的自我意识越来越强，逐渐站在自己的立场上思考问题，越来越注重自我权利和需要的满足。孩子应对不同权威的策略存在差异，孩子对父母以协商为主；对教师所采用的策略较灵活，以接受为主，但初中生和高中生可能会采用拒绝策略；孩子对社会上的其他成人多采用拒绝策略。孩子应对三种权威的问题解决策略之所以存在差异，是由于三种权威与孩子存在不同的关系。

★　评估人际关系状态：孩子能够根据人与人之间关系是紧张或和谐来确定和表述他人对于自己的存在状况以及人与人之间关系的状况。在关系评估方面，主要教会孤独症儿童以下三个方面的内容。

1. 描述对他人的社会印象：社会认知分为三个阶段，社会知觉、社会印象和归因能力。社会知觉是个体对社会对象的感性认识，也可以称为人际知觉；社会印象是在社会知觉的基础上在头脑中形成对认知对象的印象，如我的妈妈是个什么样的人，我的爸爸是个什么样的人；归因能力是对他人的行为表现进行归因，如我和爸爸的关系不好，原因是我的爸爸是一个容易暴怒的人，不好相处。与他人关系的评估在一定程度上取决于对他人的社会印象。

2. 自己与他人关系的评估：孩子能够清晰说出自己和他人的关系状态，如我和爸爸的关系怎么样、我和老师的关系怎么样等。

3. 他人与他人关系的评估：孩子能够客观地看待他人之间的关系状态，如爸爸和妈妈的关系很好、小明和贝贝的关系很糟糕等。

人际关系认知 2：同伴关系的认知

随着孩子的长大，逐渐从依赖父母转向对同伴的关注，更愿意与同伴待在一起。同伴关系是指年龄相同、相近或心理发展水平相当的孩子在交往过程中建立和发展起来的一种人际关系。同伴关系是一种水平关系的发展，不同的孩子之间会形成不同的同伴关系类型。对于孤独症儿童主要教导其对同伴关系的认知和同伴关系状态的理解两部分。

同伴关系的认知：主要是教导孤独症儿童认识各种不同的同伴关系，包括自己与他人建立的同伴关系,也包括其他的儿童之间的同伴关系。

★ 自己与他人同伴关系的认知:教导孩子能够观察和描述同伴之间不同的关系状态。亲密的同伴关系,如朋友关系,"我和东东玩得很好,我们俩是好朋友";熟悉的同伴关系,如同学关系,"我和可可都在大四班,我们俩是同学";临时玩伴关系,如"我刚刚和乐乐在玩,但他还不是我的朋友";陌生的同伴关系,如"刚刚那个人我不认识,他是过来借东西的"。孩子能够清晰辨析自己和他人的关系,有利于在人际互动中采取合适的交往策略,如亲密关系可以牵手、拥抱,陌生的关系要保持一定的距离等。

★ 其他儿童之间同伴关系的认知:指教导孩子客观地看待和描述其他两方的关系。如东东和可可是朋友,但东东还不是乐乐的朋友等。

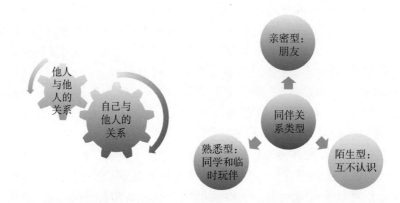

同伴关系状态的评估:孩子能够根据同伴之间关系是紧张或和谐来确定及表述他人对于自己的存在状况和同伴之间关系的状况。

★ 描述对同伴的社会印象:教导孩子描述对同伴的印象并进行社会归因,如孩子能够描述同伴的外貌、衣着、性格、脾气等。"我的朋友可可是个很有礼貌的人""乐乐是个坏孩子";还可以教导孩子说出他们最喜欢和最不喜欢的同伴并陈述理由,如"他很受欢迎""他总是搞破坏,大家都不喜欢他"等。

★ 对同伴关系的评估:孩子对同伴关系的评估在一定程度上取决于对他人的社会印象,主要包括自己和同伴的关系评估、其他同伴之间的关系评估两部分。大多数孩子都喜欢具有友好交往态度的同伴,但交往中常常也会发生冲突,这主要和幼儿缺乏交往的方法和手段有关,所以孩子与同伴的关系状况主要分为肯定关系、否定关系和问题关系三种类型。

肯定关系是指友好型、和平型、合作型、互惠型,如"我和可可现在关系很好,我们相处得很愉快"等;否定关系是指敌对型、攻击型,如"小明和小波关系很糟糕,他们在一起总是打架";问题关系是指冲突型、矛盾型、修复型,如

"小明和天天闹矛盾了,但他们在慢慢和好""昨天我和我的好朋友意见不一致,我们吵架了"等。

人际关系认知 3：周围人关系的认知

在社会生活中,除了与父母长辈、同伴打交道外,我们还会接触各种各样的人,如小区的保安、妈妈的同事、公交车司机等。我们需要教导孤独症儿童根据自己与他人之间的关系来确定相应的行为表现和人际交往距离等。对周围人关系的认知,实际上也是一种人际自我保护的认知,主要训练内容包括以下两个方面。

学会辨别社会人员和自己的关系：要教导孤独症儿童学会区分某个人对他而言是熟悉的人还是陌生人,知道熟悉的人给我们带来的感觉是安全、舒适的,陌生人给我们带来的感觉是危险的和紧张的。当孩子处于婴幼儿时期时,如果家里来了陌生人,他可能会躲起来或者哭着去寻找妈妈。这种对陌生人的警觉反应反映了孩子认知能力的发展,表明他们已能把熟人和陌生人区分开来,能发挥一种自我保护功能,它使孩子避免从不友好的陌生人那里受到伤害。

学习对不同关系的社会人员采用不一样的相处策略：孩子对周围人认知的表述可能是这样的："我认识这个叔叔,他经常来我家吃饭""我不认识这个阿姨""我又不认识你,妈妈说我不可以要你的东西"等。我们需要教导孤独症儿童,见到熟悉的人时可以采用微笑、热情和友好的礼貌态度,遇见陌生人时,要有警惕和危险意识,不和陌生人走、不给陌生人开门、不吃陌生人的东西等。这种策略的选择需要建立在对周围人关系状态评估的基础上,这是孤独症儿童社会性教育的重要目标之一。

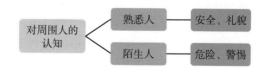

能力领域Ⅲ：群体和社会系统的认知

在生活中,我们的需求是与不同的社会环境、社会角色及规则息息相关的。如生病了我们要去医院,因为我们了解医院是看病的地方;着火了我们会打119找消防员,因为我们知道消防员的职业任务之一就是灭火。但我们在使用这些公共资源时也需要遵守一定的规则,如没有着火的情况下随便拨打119就有可能受到相应的惩罚等。人是群居动物,在群居过程中我们需要认知社会环境、理解不同的社会角色、掌握相应的社会规则,同时为了保持与周边人群的同步,还需要关注重大社会事件等,这是社会适应能力的基础认知部分。

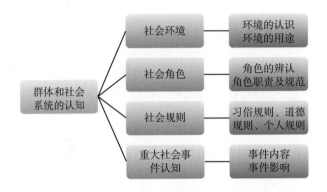

社会环境的认知

社会认知总是在具体环境中进行,其中一个重要内容就是认识周围的世界,包括对家庭、社区、幼儿园、社会机构、家乡、民族和国家以及世界其他国家的认知。在认识的顺序上,首先建立在对家庭、社区等的认识上,然后才是对国家的认识,即先认识微观层面的环境,如家庭、学校;再认识具有间接影响的较外层系统的环境,如社区、父母工作环境等;最后认识宏观系统层面的社会环境,如社会、国家、文化。社会环境认知的规律是由小及大、由近及远。孤独症儿童社会环境的认知包括环境的认识和环境的功用两个方面。

对环境和设施的认知:对家庭、社区、幼儿园、学校、社会机构、家乡、国家、民族的认知,包括识别各种环境,并知道自己现在所处的环境,观察各个环境中所有设备、设施等。如认识学校,孩子能知道自己的学校和班级名称、学校和班级的位置、学校和班级里都有些什么等。

对环境和设施功能的认知:主要教导孤独症儿童认识环境和设施的功用。对于环境功用的教导主要包括两个层面:一是教会孩子知道不同的机构或场所有着不同的用途,如家是安全温暖、可以休息的地方,学校是学习的地方,医院是看病的地方等。二是教导孩子学会根据自己的需求来匹配相应的社会机构或场所,如遇到危险或伤害可以去警察局、着火了拨打 119 请求消防员的帮助、吃饭可以去餐厅等。

对于设施功用的教导也主要包括两个层面:①教会孩子知道不同的设施和设备有着不同的用途,并知道怎么使用这些设施设备,如银行的柜员机可以用来取钱,学习如何用柜员机取钱;知道地铁站里有售票机、进站匝机口和出站匝机口,知道这些设施如何使用等。②教导孩子能够根据自己的需求来匹配相应的设施设备或物品,如去银行取钱要带银行卡、去医院看病要带身份证或社保卡、去上学要背书包等。

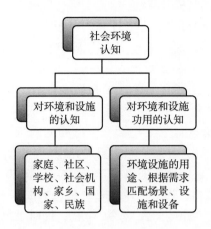

社会角色的认知

社会角色是指与人们的某种社会地位、身份相一致的一整套权利、义务的规范与行为模式,它是人们对具有特定身份人的行为期望,构成社会群体或组织的基础。"社会化"与"社会角色"有着密切的联系,社会化的本质就是角色承担,社会化过程就是一个角色学习过程。儿童需要学会理解他人对于角色的期待,并按照这种期待从事角色行为的能力,而社会化的最终目标是培养合格的社会成员,即能胜任多种社会角色的人。孤独症儿童社会角色的认知主要分为两个内容:

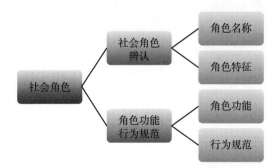

学习社会角色的辨认:对于孤独症儿童而言,由于部分孩子智力受损,在社会角色认知上存在一定的困难,从而对其独自生活能力造成了一定阻碍。我们经常看到孤独症儿童走失的新闻,儿童走失时,除了对社会环境和路线缺乏了解,也不会利用社会资源或相关社会角色去解决自己遇到的问题,可以教导孩子走失或迷路时可以找警察或其他工作人员等。

社会角色辨认主要分为角色名称及特征、角色功能及行为规范两部分。

★ 认识社会角色名称及特征

1. 认识不同的社会角色：人的社会角色既有因社会关系而发生的角色，如我是你的朋友、我是你的同学等；也有因社会职业产生的角色，如我是司机、我是收银员、我是医生等。

除了教导孤独症儿童认识单一的社会角色外，还要教导他认知自己和他人的角色集。角色集是指一组相互联系、相互依存、相互补充的角色。孤独症儿童社会角色集教育主要包括三个方面的内容：①知道自己和他人的多种社会角色：如自己是学生，也可能是儿子、哥哥、值日生、少先队员等；②知道一个环境里相互依存的角色：如学校的角色，学校有校长、行政人员、教师、学生、保安、清洁阿姨等；③对不同社会角色形成基本观念：如针对学校而言，有家长角色；针对工作地而言，有领导角色；针对小组而言，有组长、组员角色等。

2. 学习辨认角色的外在属性或特征：每一个角色都有其相应的外在属性或特征，如知道医生是穿白大褂，在医院上班；警察穿警服，在警察局上班等。

★ 理解角色功能及行为规范

1. 说出或匹配出不同角色的功能：我们需要教导孤独症儿童理解各种角色对生活的作用，了解相应的角色功能、角色期望和角色规范。角色功能是指个体所拥有的那些特征、能力和经验对他人或自己产生什么样的作用或影响，如医生是给人看病的、警察是为了维护公平和正义的、学生是要好好学习的等。

2. 知道不同的角色规范：角色规范是角色赋予的相关行为标准和人格品质。有些角色规范是被整个社会和人们所共识的，如期望警察是正义勇敢的，医生具有救死扶伤精神等。要理解社会对于角色的期望，才能较好地表现相应的角色行为，如我们对警察这个社会角色规范的理解就是警察必须是公正的，代表着正义和勇敢，有辨别坏人和抓坏人的本领，警察如果在面对罪恶时不敢伸张正义、主持公道，就会受到社会的谴责，甚至可能会受到处分。

这部分内容主要教导孤独症儿童了解社会角色的行为规范，如老师是负责上课的，行为规范是要准时上课、说话待人要符合职业要求等；同时要教导孩子知道自己的角色规范，并努力承担相应的角色责任并为此努力，如孩子作为学生，最主要的角色规范是好好学习、遵守学校规则、按要求完成作业等。

社会规则的认知

社会规则通常指社会成员在社会生活中为了维护公共利益、社会秩序而必须遵守的行为准则，它反映了一个群体的共同意见，一种共同的价值体系。我们经常会说"国有国法，家有家规""没有规矩，不成方圆"。社会规则是无处不在的，在约束我们的同时，也为我们创设了一个便于交互的社会文化环境。只有每个人都遵守规则，社会才能井然有序地发展，如果没有规则，社会将是一片混乱。

儿童社会规则的发展：研究发现，2岁的孩子不能区分违背道德规则与习俗规则的行为有何不同。近3岁的孩子能区分两种规则，认为违背道德规则比违背习俗规则更为错误，如孩子认为即便妈妈允许也不能打人，即不可违反道德规则，但如果学校允许就可以脱掉鞋子，即可以违反习俗规则。3岁半的孩子认为违背道德规则与不依赖于权威相比，错误程度更严重。四五岁的孩子知道更多的社会规则和行为规范，道德判断根据外部可见的客观事实进行，把道德看作是绝对的，是他律的道德。到7岁时孩子才会对伤害行为作出更为宽容的判断，会考虑事物背后的动机。在10岁之前，儿童认为社会习俗来自权威；在10岁之后，他们才能认识到规则的可变性和相对性，理解规则的目的在于维持个体间的协作、人际协作的公平性，表现出自律水平的道德。在青少年早期，个体认为社会习俗不论从起源上还是从执行过程来看都是可以改变的，习俗仅是社会的期望。

孤独症儿童对社会规则的理解和遵从能力是比较薄弱的，如因不明白学校规则，会在老师上课的时候满教室跑或发出各种各样的声音。孤独症儿童在规则的理解上，对于成人明确要求的规则有时候也表现出难以遵从和理解，在习俗规则和道德规则的遵从上就更为困难。因为孩子不理解规则，从而经常意识不到自己破坏了规则，对他人的学习和生活造成了一定的影响。

孤独症儿童社会规则训练内容：规则意识和执行规则的能力是儿童社会性适应能力的基本内涵，儿童早期的社会规则意识的培养应该受到普遍的重视。在不同的领域有不同的社会规则，我们将孤独症儿童社会规则的认知主要分为道德规则、习俗规则和个人规则三类。

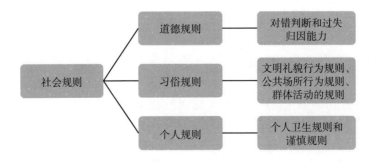

★　道德规则：道德规则是用来判断对错是非，调整人与人之间的相互作用，并基于他人福祉、公平和权利的一种社会规则。它具有义务性的成分，如不许打人、不许骂人等。儿童社会化的核心内容就是使孩子成为一个有道德的人，能遵守社会规定的道德规范和行为准则。

个体的道德发展开始于人们对游戏规则的遵守，其实质是个体是否认可相应的社会规则，或作出违规行为，如"打人是否正确""如果父母、老师不知道或是没看到时是否可以打人"。对于道德规则的理解和遵从最主要的作用是提升孩子的道德认知能力。

1. 道德认知的发展：皮亚杰提出了道德认知发展理论，他指出孩子的道德认知主要是认识是非、善恶行为准则及执行意义。他的主要研究方法是设计许多包含着道德价值内容的对偶故事，并将这些故事讲给孩子听，然后请他们对故事中主人公的特定行为进行评价，并说出评价的理由。

道德对偶故事

A. 一个叫约翰的小男孩在他的房间里，家人叫他去吃饭，他走进餐厅，但在门背后有一把椅子，椅子上有一个放着 15 个杯子的托盘。约翰不知道门背后有这东西，他推门进去，门撞到托盘，结果 15 个杯子被撞碎了。

B. 一个叫亨利的小男孩，一天，他母亲外出了，他想从碗柜里拿出一些果酱，但是摆放果酱的位置太高，他的手臂够不着，在他试图取果酱时碰到了一个杯子，结果杯子掉下来打碎了。

皮亚杰对每个听了对偶故事的孩子提出了以下两个问题。

1. 这两个小孩是否感到同样内疚？（请判断故事中孩子的过失是否相同）

2. 这两个小孩中哪个更坏些，为什么？

皮亚杰指出，5 岁以下的孩子还不会对两个故事进行比较，6 岁以上的孩子才会进行比较回答。6~7 岁的孩子一般根据主人公行为的客观后果进行判断，如打碎杯子的数量、说谎与真实情况的相差程度等。10 岁以上的孩子则能注意到行为的动机和意图，从行为的主观意图上进行判断。

年幼孩子的道德判断主要看事件的结果，随着年龄的增长，孩子的道德判断不仅看事件的结果，还会看事件引发的动机。皮亚杰通过测验将 2~12 岁孩子对道德的认知分为了四个阶段。

阶段	年龄段	特点	道德对偶测量
前道德阶段（自我中心阶段）	2~5 岁	几乎不关注规则，以自我为中心	不能对道德故事进行比较
他律道德阶段（权威阶段）	6~8 岁	对权威的绝对遵从和顺从，把规则看作是神圣不可改变的，此阶段孩子对道德的看法是遵守规范，只重视行为后果，不考虑行为意向	打碎杯子就是坏事，而认为打碎 15 个杯子的孩子更坏，他应该更内疚
初步自律道德阶段（可逆性阶段）	8~10 岁	此阶段的孩子逐步从他律到自律，开始认识到道德规范的相对性，同样的行为是对是错，除了看行为结果之外，也要考虑当事人的动机	1. 行为的动机　约翰不知道门后面有杯子，因此他没有打碎杯子的不良动机，即他不是故意打碎杯子的；亨利是因为妈妈不在家时要偷吃果酱才打碎杯子。如果根据成人的判断标准，虽然约翰和亨利都不是故意打碎杯子的，但亨利的动机是不好的，是要被批评的
自律道德阶段（公正阶段）	10~12 岁	公正观念或正义感得到发展，倾向于主持公正、平等	2. 行为的结果　约翰打碎了 15 个杯子，亨利打碎了 1 个杯子。约翰造成的损失显然比亨利严重。如果按照行为结果的糟糕程度，约翰应该更内疚

2. 孤独症儿童道德规则训练内容：道德认知指孩子对是非善恶行为准则及其执行意义的认识，孩子需要掌握道德概念，形成自我的道德信念，提高自己的道德判断力。道德认识集中在道德判断上，道德判断是人类道德的核心概念。道德判断是一个人根据道德原则对"行为是正确或错误的"的判断，道德判断不同于其他判断，主要包括对错判断和过失归因能力。

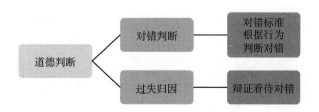

A. 对错判断：要进行对错判断，首先要教导孤独症儿童了解行为的对错标准。社会生活中充满了真善美，同样也存在假恶丑，要帮助孤独症儿童树立正确的对错观和是非观，让他知道什么是可以做的，什么是不可以做的。如过马路可以走人行横道，不可以随意横穿马路等。除了建立正确的对错观念外，还需要教导孤独症儿童根据对错标准来判断行为是否合适，包括以下几种类型：

a. 根据是否违反规则来判断行为的好坏：根据是否遵从社会秩序或规则来判断行为的好坏，如排队是对的、插队是错的；遵守游戏规则就是好的、要表扬的，违反游戏规则就是坏的、要批评的等。

b. 根据对他人造成的影响来判断行为的好坏：这种影响既包括正面积极的影响，如帮助人、与他人合作是好的行为；也包括负面消极的影响，给他人造成伤害的行为，这种伤害既包括心理层面的伤害，也包括生理层面的伤害，如打人、骂人、攻击人、欺凌人是不对的；嘲笑人、威胁人、侮辱人也是不对的。

c. 根据行为是否违反契约或原则来判断行为的对错：如和妈妈说好了写完作业才看电视，作业没写完就看电视是不对的；迟到是不对的，按时守时是对的等。

d. 根据行为是否公平公正来判断行为的对错：指是否"给每个人所应得"，或者对待人和事是否"一视同仁"来判断行为的对错。如小明打人，老师批评了他，小君打人，老师什么也没说，在这件事情上老师是不对的，因为他没有公平对待每个小朋友。

e. 根据行为是否正当来判断对错：如征求他人的同意拿取东西是对的，偷偷摸摸或偷东西是不对的；诚实是对的，撒谎是不对的等。

B. 过失归因：过失判断上，年幼的孩子根据客观责任进行判断，这种判断方式随年龄的增长而减少。根据主观责任判断出现稍迟，随年龄增长而递增。两种道德判断在孩子身上有一个重叠阶段，主观责任的判断逐渐取代客观责任的判断，处于道德法则的内化阶段。皮亚杰利用讲述故事向孩子提出有关道德方面的难题，利用这种难题测定孩子对他人过失归因的能力，用以明确孩子是依据对物品的损坏结果还是依据主人公的行为动机作出道德判断。

A. 有一个小女孩叫玛丽，她想使母亲高兴，于是便替母亲裁布。但是，因为她还不会很好地使用剪子，结果将她自己的衣服剪了一个大洞。

B. 一个叫玛格丽的小女孩在她母亲外出时拿剪子玩，因为她不会很好地使用剪子，结果将自己的衣服剪了一个小洞。

皮亚杰对每个听了这两个故事的孩子提出了以下两个问题。

> 1. 这两个孩子的过失是否相同？
> 2. 这两个小孩中哪个更坏些,为什么

通过过失归因能力的训练,让孤独症儿童理解并非所有的事情不是对的就一定是错的,不是非黑即白,要学会透过事情的表象去看待本质,来区别和判断他人的责任归属和责任大小问题;学习辩证地看待事情和行为,是孤独症儿童后期能力发展的一个重点。

★ 习俗规则:习俗规则是人们彼此认同的一种与情境相关的,由社会系统内部约定俗成的,用于规范个体随意行为的统一行为规范,具有情境性、可变性、相对性、对规则或权威的依赖性,对人际互动起着结构性作用,如有事需要他人帮助时说“请”。习俗规则也包括不同社会制度下的社会风俗、礼节礼仪等。

1. 儿童习俗规则的发展:孩子习俗规则的发展需要经过三个阶段:①无规则概念阶段:这个阶段的孩子对社会规则的认知几乎为零,处于“我想要怎么做就怎么做” 阶段,会按照自己的意愿行事。②成人即规则阶段:这个阶段的孩子对父母和老师等成人唯命是从,有绝对服从的概念,这个时候权威起引导作用。单方面尊重权威,有一种遵守成人标准和服从成人规则的义务感,这个义务感的提升对孩子规则的认知起着决定性作用。③清楚认识阶段:这个阶段的孩子开始了解生活规则,了解习俗规则在社会生活中的重要性,并自觉去遵从相应的习俗规则。

2. 孤独症儿童习俗规则的训练内容:习俗规则适用于某一特定社会和场合,孤独症儿童习俗规则训练主要包括以下四个方面。

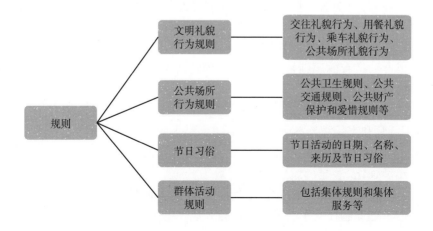

A. 文明礼貌行为规则：是指个体自身的素质和修养、人际交往与言谈举止的礼仪与规则等。文明礼貌行为是指人与人在社会交往中表示敬重和友好的行为，是文明行为最基本的要求，反映着一个人的文化内涵和文化素质。主要教导孤独症儿童交往礼貌行为、用餐礼貌行为、乘车礼貌行为和公共场所礼貌行为等。如能使用礼貌用语（请、谢谢、对不起）、礼貌做客、礼貌待客等。

B. 公共场所行为规则：主要教导孤独症儿童公共卫生规则、公共交通规则、公共财产保护和爱惜规则等。如爱护公共财物、节约水电、保护环境、保护动物、不随地乱扔垃圾、不随地吐痰、过马路要走人行横道、看红绿灯等。

C. 节日习俗：节日习俗是在长期社会生活过程中为适应生活和生产的各种需要而创造出来，并经过不断发展而传承下来的。主要教导孤独症儿童了解各种节日活动的日期、节日、来历以及节日中人们的活动与交往等。如端午节为每年农历五月初五，又称端阳节、五月节，它是中国的传统节日，习俗是吃粽子、赛龙舟、挂艾蒿、喝雄黄酒、佩戴香袋等。

D. 群体活动的规则：是指在学习、游戏和生活等群体活动中应遵守的规则，如排队、等待、礼让等，包括集体规则和集体服务等。如服从集体意见、愿意为集体服务、遵从集体指令（言语及非言语指令）、适应不同集体环境、遵守学校活动规则（遵守课堂纪律、学校规则等）、保持安静、不影响他人、具有等待能力（安坐能力、排队能力等）。

★ 个人规则：包括教导孤独症儿童掌握个人卫生规则和安全谨慎规则。

1. 个人卫生规则：是指保持自己的整洁和干净，保持良好的生活习惯。如饭前便后洗手、每天早晚刷牙，定期洗澡、理发、剪指甲，保持服装整洁，勤洗晒衣服、被褥，每天坚持锻炼、主动学习卫生知识等。

2. 安全谨慎规则：泛指用来调节安全、避免伤害自己、舒适和健康相联系的行为规则。使孤独症儿童理解安全用电、远离危险物品等，如洗衣液是洗衣服的，不能喝；户外活动时不乱跑，避免发生意外事故；标有危险标志的地方不能去等。

★ 社会规则认知的训练方法：可以分三阶段教导孤独症儿童进行社会规则认知训练，教育的原则是给予孩子正确的认知目标和模仿体验，加强孩子对社会规范的理解。

1. 服从他人教导的规则：由成人制订规则，让孩子理解、遵守，并给予。康复训练师和家长教导孩子的规则要确保是正向的、正确的。

2. 模仿成人的行事方式：成人示范遵守规则的行为举止，让孩子模仿、遵守，并给予强化。

3. 理解相应场景下的社会规范：可以通过多种形式告知孩子不同场景的社会规范，如编制社交小故事、观看动画、观察生活实际等。

重大社会事件的认知

社会性教育有一个重要特征,就是及时性。我们的社会一直处于动态之中,每天发生着各种社会事件,其中有些事件对人们的生活影响很大。作为社会中的一员,我们应该教导孤独症儿童实时了解和理解重大社会事件,主要包括了解近期的家庭及社区重大事件、学校及班级中的事件、城市及地区重大事件,国家及世界重大事件或重大活动,如2020年的一个重大事件就是全球新型冠状病毒的流行,在这个重大社会事件里,我们需要关注病毒在各个国家的流行和控制情况,思考作为个人可以做些什么。

第三节　社会认知的阶梯性发展

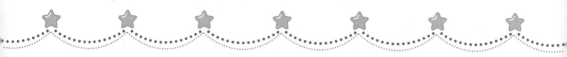

结合社会性教育五阶发展和社会认知三大能力领域(个体的认知、人际关系的认知、群体和社会系统的认知)进行综合分析和研究,我们将社会认知各项能力按阶梯性进行划分,具体如下。

孤独症儿童社会认知发展里程碑		
能力层级	发展任务	重要发展能力
一	社会认知未分化	感知依恋关系 初步情绪解读
二	定向社会认知	情境与情绪解读能力 简单视角练习 微观系统的认知
三	外部社会认知	具有情绪解读能力:愿望、信念与情绪 发展想法解读能力 形成社会知觉 社会系统的认知
四	理性社会认知	能进行复杂情绪解读 能完成信念任务 掌握欺骗心理理论 能进行相互的观点采择 能评估人际间的关系状态 能描述对他人的社会印象 能进行道德判断
五	习俗社会认知	能进行社会观点采择 知道角色任务 理解角色职责 与权威能进行理性协调 能对他人、事件进行行为归因 进入自律道德阶段

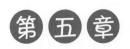

第五章

四维社会性训练之社交沟通训练

　　社交沟通是社会性四大能力之一，透过社交沟通训练，孤独症儿童将掌握不同的沟通技巧，包括学习不同的语言和非言语沟通方式和方法，完成本部分所有训练内容后，孩子将会从一个"无话可说""不知道如何说"的被动者变成一个"流畅沟通""有来有往，有理有据"的交谈者。

第一节 社交沟通总述

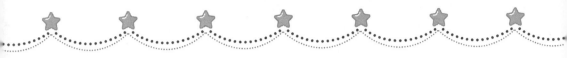

社交沟通的发展特征

沟通是人们在互动过程中通过某种或多种媒体、途径、方式,将一定的信息从发送者传递给接收者,并获取相互理解的过程。如贝贝说:"妈妈,我们早上吃什么?"贝贝是发送者,妈妈是接收者,妈妈在理解贝贝话语的意思后也会给予回应。沟通是一种信息交换的过程或意见表达和接收的过程,我们从早上睁眼起床到晚上闭眼睡觉,都在做着各式各样的沟通。

儿童社交沟通发展

人们从婴儿期就开始发展沟通能力。

1~2 个月,婴儿用不同的哭声来表达自己的生理需求(饿、困、不舒服),在成人的逗弄下会微笑回应或发出声音来引起他人的注意。

4~10 个月时,孩子开始学习"沟通规则",初步出现轮流说的倾向。

10~12 个月时,孩子能通过重复行为坚持表达自己的想法,会用非语言的手势、动作以及简单发声来主动表达或与他人互动等。

12~18 个月的孩子与人沟通互动时能使用更多的手势、动作等非言语方式。

18~24 个月的孩子能更加准确地使用非语言手势、动作作为沟通的媒介,可以主动发起与他人的谈话。

2~3 岁的孩子开始表达自己的看法,如"我不想去"等,当他人无法理解他所说的话时,孩子会尝试补充信息不足的部分;孩子开始使用"拒绝""否定"等词来提出抗议,能进行 2~3 个回合的沟通与对话。

3~4 岁的孩子词汇量得到迅速发展,语意理解能力不断加强,能灵活使用不同句型,如问句、陈述句、否定句等,会根据不同的人采用不同的说话方式。

4~5 岁的孩子能说出自己行为的原因,为自己的行为辩解和开脱;为了能够让他人听自己的,会开始使用语言说服他人。孩子语言组织性开始提高,能使用具有一定逻辑因果的连续句子,如"妈妈,因为太饿了,所以我吃了冰箱里的面包。"孩子在不懂时会主动询问他人,希望他人提供更多的信息和知识。

5~6 岁的孩子对口头语言的语意理解更为广泛,语法结构更为完整,能够熟练自然地与同伴交谈,对他人的非言语沟通能作出精确的理解,对沟通规则的遵从能力也进一步提高。

6~12 岁,孩子进入小学,基本的听、说、读、写能力在这个阶段取得了较大进步,孩子的口头语迅速发展,表述形式多样化,表述内容完整性及逻辑性更强,对隐晦语言的理解能力开始逐渐发展。

孤独症儿童社交沟通发展特征

沟通及交流障碍是孤独症儿童的核心症状之一,这种沟通障碍外在表现形式呈多样化,主要有以下几种类型。

无语言型:基本无语音,有的伴随着不同程度的构音障碍,这类孩子除了不会说话外,大部分对语言和非语言的理解都存在不同程度的困难,不知如何表达自己的需求,沟通交流很困难。

仿说型:分为即时仿说和延迟仿说型,如仿说广告语,或者他人说什么他就说什么,但不理解他人的话语。有的孩子即便明白他人话语的意思,也会出现习惯性仿说的情况。

无法掌握音量、音调及语速:孩子在何种场合都大声说话或小声说话,音调上缺乏起伏。大部分发音不清晰的孩子还伴随语速过快的情况。

语言理解能力不足:孩子不会倾听他人说话,因而经常不能领会他人的意思;在想法上固执单一,被同伴认为不讲道理或答非所问,出现常说的"一根筋""讲不通"的情况;或对他人话语的理解仅停留在表面,无法理解其中的隐晦含义,如有人对孩子说"你好厉害,考试考了 30 分",孩子会以为人家在夸他。

沟通的方式、内容、逻辑及场合选择不恰当:孩子沟通的方式较为单一,有的孩子能理解手势或指示,但不会使用这种非言语的沟通方式;有的孩子会说长句子,但语言的功能性缺乏,不能在合适的场合说合适的话语;有的孩子沟通内容较为贫乏,较难与他人进行有主题的沟通,或跟不上他人谈话的逻辑和内容;有的孩子能阅读但不会书写表达,在小学阶段听、说、读、写能力与同龄人差距较大等。

社交沟通的条件

沟通是相互的,即有问有答、有来有往才称为沟通。社交沟通的条件主要有以下两个方面:

语言与沟通（说了才知道）

语言是人们指称事物、描述自我想法和促进他人理解的工具。沟通的发起者要确定自己的沟通目的，选择沟通对象，并主动进行沟通。如孩子肚子饿了，想要吃东西（沟通目的），于是他去找妈妈（沟通对象）要求吃面包。孩子只有说了或指着面包，妈妈才能够明确知道孩子想要什么，即采用语言和非语言两种表达方式。如果儿童饿了，只是一味地哭闹，那么他人就无法得知孩子究竟想做什么、想要什么。

理解与沟通（听懂和看懂）

听不懂和看不懂的沟通，就可能会缺乏理解、关注和认真倾听，沟通就会有障碍。如一个孩子不理解"杯子"的概念，你和他说："宝贝，拿杯子喝牛奶"，孩子就无法作出正确的反应。所以我们在教导孤独症儿童回应和交流时，首先应保证他能够理解我们发出的信息。

社交沟通的作用

沟通无处不在，不管是交朋友、化解矛盾、玩乐和学习都需要进行沟通。

增加了解，增进感情和信任：如当他人难过时，我们可以通过语言（你别难过了）和非语言（抱抱）等方式进行安慰，增进彼此的感情等。

化解矛盾：当他人对我们产生误解的时候，我们可以通过沟通来澄清和解释。

促进协调和合作，使活动顺利进行：如"你来画画，我来剪纸"等分工和合作的信息都需要沟通和协商，否则就会各干各的。

调节情绪和压力：高兴时我们需要沟通来分享和交流；不高兴时，我们需要沟通来发泄和倾诉，这样可以有效地减轻压力、调节情绪。

学习知识，获得信息：对于自己不了解的内容，需要向他人请教，请教的过程就是沟通。

形成共识：每个人都有自己的观点，当彼此的观点存在分歧的时候，我们就需要沟通来形成共识。如孩子在一起玩游戏，有的想玩老鹰抓小鸡，有的想玩老狼老狼几点了，这个时候可以进行沟通和协商来达成共识，以便能够持续进行互动。

第二节 孤独症儿童社交沟通训练内容

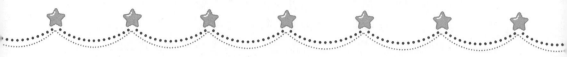

　　社交沟通主要分为言语沟通和非言语沟通,言语沟通是指用语言符号进行的信息交流,包括口头语和书面语的沟通;非言语沟通是指用非语言符号进行的信息交流,主要有神态、表情、姿势、手势等。语言和非语言都是沟通的一种工具,最有效的沟通方式是言语沟通和非言语沟通的结合使用。

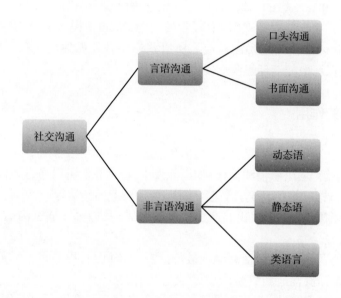

能力领域Ⅰ:言语沟通

　　言语沟通指使用语言、文字或符号进行的沟通。沟通中约35%属于言语沟通。我们常说的孩子要学会的听、说、读、写四个基本功能就是言语沟通学习和发展的主要内容。会听、听懂、读懂是能说会说、能写会写的前提条件。

　　语言的结构:语言的发展经过语言准备期、语言发展期两个阶段,言语形成的基本规律是先听懂,后会说,也就是先有语言理解,才有语言表达。语言的结构主要包括语意、语法和语用发展三个部分。简单地说,就是孩子在语言理解的基础上,使用正确的语法在恰当的环境里使用语言的过程。

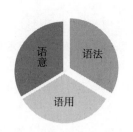

语意：语言的意义，包含词汇及句子的意义。

语法：词序安排的规则。

语用：语言使用及功能。

孤独症儿童言语沟通训练内容： 孤独症儿童言语沟通训练主要分为口头语言和书面语言训练两个部分。无论是口头语言还是书面语言的训练，语言理解都先于语言表达。如果我们只注意他们会说什么、会写什么，而不关心他们理解了什么、听懂了什么、看懂了什么，则缺乏对孤独症儿童语言发展的根本性了解。

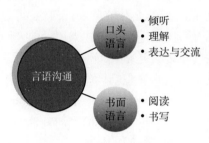

语言的倾听、理解和阅读能力属于语言的输入，是接收他人的信息并作出理解，语言的表达和书写则是语言的输出，是对他人信息的回馈，也是对自我想法的表述。

口头语言交流及运用

口头语言交流及运用是指孩子通过口语来说明情况或表达思想。口语交流的形式多种多样，如我们经常会使用语言进行陈述、转述、发问、批评、表扬、说服、描述、辩解等。

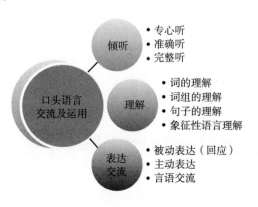

学会倾听：口头语言交流的第一步就是学习如何倾听，倾听是认真接收他人的信息，确定其含义并对此作出反应的过程，是一个必须学习的重要技巧。积极的倾听方式是听者能够主动去听他人说话，并且保持良好的倾听行为，如站好、看他人、认真听、全面听、辨析地听等。为了培养孤独症儿童良好的倾听习惯，我们需要教导他们以下技能。

★ 学习听的行为举止：主要培养孩子在他人说话时保持恰当的行为举动，如在他人说话时，注意看人，站好或者坐好听他人说话，不说话、不插嘴、不抢话，保持微笑、随时点头表示赞许等，还可以尝试结合视觉辅助手段来让孤独症儿童专心听。

★ 学习理解准确地听：听的时候不仅听他人的话语，还要"听"他人的非言语信息，要对说话者所要表达的信息和意思全面完整地听。包括孩子要听完他人的话，且要在听完的基础上对信息进行回忆，可以采用听觉记忆法，如采用让孩子重复听到的信息、记笔记等方式来记录他人话语的重点部分。

口头语言的理解：简单地说是指理解他人话语的意思，在语言结构里是指语意的发展，属于接受型语言。它包括词的理解、词组的理解、句子的理解、象征性/比喻性语言的理解四个部分。

★ 词的理解：包括名词、动词、形容词、空间方位词、时间词、代词（指示代词和人称代词）、数量词（数词、量词）的理解。

词的理解

名词：名词是描述人或事物名称的词，6岁儿童的词汇量大约为10 000个。

动词：动词是描述动作、行为的词，如跑、跳、走等。

形容词：形容词是指描述事物的特征、感觉、形状、性质或状态的词。

空间方位词：包括上、下、前、后、里、外、中、旁、左、右等，儿童空间方位词的水平在3~4岁发展最快。

时间词：包括时间词和时间次序词。时间词，如今天、上午、今年等；时间次序词，如现在、已经、立刻等。

代词：代词是指起替代作用的词，包括指示代词、疑问代词和人称代词，如这、那、谁、怎样、你、我、他等。

数量词：数量词是表示事物、动作数量和单位的词，包括确数、概数、序数等。

★ 词组的理解:也称词汇组合的理解。是将上述七种不同的词汇形式两两组合进行综合理解。

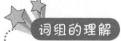

动词 + 名词组合:如洗苹果、拿苹果、切苹果、吃苹果等。
形容词 + 名词组合:如红色铅笔、绿色铅笔、大苹果、小西瓜等。
方位词 + 名词组合:如上面的杯子、旁边的西瓜等。

★ 句子的理解:句子是由词和词组构成的,句子的理解包括简单句、复杂句和复合句的理解。

句子的理解

简单句:简单句是指句法结构完整但无修饰的单句,如妈妈拿苹果、我们去超市等。

复杂句:复杂句是指在简单句的基础上加上不同的修饰词或者互相包含所组成的单句,如妈妈去拿黑色的外套、我们去超市买西瓜等。

复合句:复合句是指由两个或两个以上有关联的单句组合起来的句子,包括假设、因果、承接、递进复合句等,如你先去洗手,然后过来吃饭。

★ 理解象征性/比喻性语言:这是青少年语言发展的重要内容,包含明喻的理解及运用、隐喻的理解及运用,重点理解象征手法表达的言外之意。在训练时可以采用以下方法。

1. 教导孤独症儿童根据语言与语言环境不协调来理解言外之意:如乐乐滔滔不绝地讲话,同伴插不上嘴时会说:"让你一个人讲好了。"在当前的处境下,同伴并不是真的希望听乐乐继续讲下去。

2. 教导孤独症儿童根据相关、相反的联想来理解言外之意:如孩子写作业慢吞吞的,妈妈对他说:"你干脆做到明天算了。"妈妈的言外之意是希望孩子快些完成作业,并不是真的要他一直写作业到明天。

3. 教导孤独症儿童根据他人省略的前因或者后果来推断他人的言外之

意：如孩子考试考了 50 分，爸爸对他说："别人都考了 100 分，你真是……"，通过对这个事件的前因进行推测，爸爸想表达的其实是你真是让我太失望了，你真是太不努力了等。

4. 教导孤独症儿童根据他人的语气变换来推断他人的言外之意：有时候，人在使用言外之意的时候可能会采用与之前谈话不一样的语气或使用与之前谈话不一样的句型，如"这个小朋友总是欺负你，你还和他玩？"表达的是不希望孩子和这个总欺负人的小朋友一起玩。

口头语言的表达与交流：这个部分主要教导孤独症儿童在不同的沟通情境中正确使用语言功能，包含如何以符合社会规范或约定俗成的方式使用口头语言与人对话、交谈和沟通，沟通时孩子需要做到有问有答、有来有往、表述恰当等。如他人问"你吃饭了吗？"不能回答说"我在上厕所。"口头语言的表达和交流有一定的阶梯，分为被动表达（言语回应）、主动表达和言语交流三个阶段，其中言语交流能力又分为谈话能力、辩论能力和讲述能力三个部分。

★ 被动表达能力（言语回应能力）：主要是在理解他人的言语后作出回应，是沟通的第一阶段，让孤独症儿童理解他人的话语对自己是有影响的、与自己是有联系的。沟通的发起者一般是成人或孩子的同伴，被动表达能力主要包括以下几方面。

1. 回应个人信息问题：如按要求说出自己的名字、特点等。

2. 回应物品信息问题：如按要求说出物品的名称、属性、特征和类别等。

3. 回应是否问题：如回答要不要、好不好、行不行、有没有等。

4. 回应选择性问题：如你要这个还是要那个等。

★ 主动表达能力：指孤独症儿童基于自己的目的主动发起的沟通，属于单向沟通能力。根据语言学家韩礼德的观点，结合语言的语用功能，孤独症儿童主动表达能力训练主要分为以下几种。

1. 工具功能：利用语言表达要求、愿望和求助，语言是孩子达到目的的工具。包括生理需求表达（我要吃饭、我要睡觉等）、物品需求表达（我要汽车、我要巧克力等）、娱乐需求表达（我要去玩滑梯等）和向他人求助（帮帮我、你教我等）。

2. 控制功能：利用语言控制或指导他人的行为方式。如"你听我说""你照我说的做""你要听我的"等。

3. 交流功能：利用语言进行情感交流、分享和征询意见。如"我喜欢你""请你吃""想和你玩"等。

4. 表达个体功能：为了吸引他人的注意，利用语言来表现自己或强调自己的存在。如"我来了""我在这儿"等。

5. 启发功能：当孩子对某件事不理解或好奇时，采用语言询问的方式要求得到解释,解除自己的疑惑或要求得到新知识。如"为什么""这是什么""它是怎么捕捉猎物的""我们去哪里"等。

6. 想象功能:运用语言虚构或想象不一样的环境、事件或者世界,这种功能最后发展为讲故事的能力。如"假装你在外面跑""假装恐龙找不到妈妈了"。

7. 通讯功能:主要是通过语言向他人传递信息,告诉他人一些事情。如"妈妈,我告诉你,爸爸在打游戏""外婆在看电视"等。

★　言语交流能力:运用口头语言与他人进行有来有往的双向沟通的能力,沟通的双方既可以是信息的传递者,也可以是信息的接收者。常见的言语交流能力包括谈话、辩论、叙事和说明四种形式。其中谈话和辩论是交互式言语交流能力,叙事和说明是叙述式言语交流能力。

1. 谈话能力:是指运用恰当的言语或非言语行为与他人进行面对面交流的能力,这是在儿童言语交流中使用率最高的一种形式。

谈话能力的四个要点

发起话题:发起话题者需要根据当时的环境、人、谈话目的和谈话内容来发起话题。发起话题时要引起沟通对象的注意,让他人清晰地知道是谁在和他讲话,一般采用的方式为呼叫他人的名字、称呼或表示出想让沟通对象注意的重点,如"妈妈,你听我说""你看"。在他人注意后,孤独症儿童要学习清楚地表达或说出沟通的内容和目的,话题内容可以是和自己相关的事件、环境中的事物,也可以拓展到环境中未出现的事物,如"昨天我去海洋馆了""你看,那里有一座特别高的山""这个小勇士很厉害,而且他会飞"。

维持话题:是运用肢体语言或口头语言等形式将交谈对象的话接下去的能力,这个"接下去"基于对交谈对象话语的理解,要有的放矢,适当、恰当地进行回应。维持话题时必须遵循谈话的规则,每次只能有一个人讲话,彼此交替,做到不抢话、不插话、轮流说。谈话双方需要了解话题的概念,及时接应他人的谈话,这是话题延续的必要条件。

修补话题:在交谈过程中,当对方不清楚交谈对象所传递的信息时,会要求对方澄清或解释,交谈对象根据请求用新的方式表述。根据修补对象的不同,分为自我修补(即自己对交谈的内容进行修补)和他人修补(除自己之外其他人对交谈的内容进行修补)两种形式。修补话题的技能主要有以下五种：①删除一部分原来所说的话语：如原话为"刚刚我看到小鸟飞得很低，应该快要下雨了"，删减句子的长度，换成简单的句型，变成"小鸟飞得低，要下雨了"，通过这种简洁明了的表达方式让他人更容易理解；②修正或替换词汇：如原话为"我今天心情很糟糕"，交谈对象不明白"糟糕"的意思，可以变为"我今天心情很不好"；③将交谈对象听不清楚的话语再重复一遍；④加入一些更详细、更特定的信息：孩子描述的事物成人如果听不懂，可以用具体形象加以说明，如"圆圆的，可以转的那种"；⑤提供定义、背景等线索，帮助交谈对象理解，如"昨天我们还看到过的"。

话题结束：结束话题的方式一般有直接结束和间接结束两种。①直接结束：如"可可，你说的这个好无聊，我不想说了。"②间接结束：如"可可，这个东西我不懂。"

2. 辩论能力：辩论分为讨论、辩论、论证和辩驳等活动，辩论的内容是针对对立观点所进行的解释证明、论证反驳的语言活动，它是儿童语言综合能力的高级形式，它存在对立性与争议性。

辩论能力的两个要点

辩论能力的具体内容：①理解分析并反驳对方观点：孩子明白自己是要反驳他人观点的人。知道他人的观点、尊重他人的观点、找出他人观点的错误、质疑他人的观点等。②能多角度地解释自己的观点：如带玩具去学校违法了学校的规定，老师会给予惩罚，这是因为带玩具去学校既影响自己学习，又影响他人学习。儿童知道从不同的人、不同的角度来阐述自己的观点。③坚持个人表达的观点：尽管他人对自己的观点提出质疑，孩子也要坚持自己的观点，不人云亦云。④尝试用不同的语言方式证明自己的观点：孩子通过陈述、假设、举例、反问、对比、解释性、质疑性、回应性和反驳性语言等来表述支持自己观点的理由。⑤遵守辩论的规则：围绕自己的观点辩论、不跑题；遵守辩论的规则，如轮流讲、不打断他人的话、及时回应、用语礼貌等。

辩论能力的训练策略：在针对孤独症儿童辩论能力培养的初期，康复训练师充当着非常重要的指导和协助角色。具体如下：①选择话题：选择合适的、孩子都知道的话题，让孩子有话可说；②引出话题：用恰当的方式，如故事、动画等引出话题，让孩子感兴趣；③分组辩论：指导孩子分组，设定各组的观点，围绕话题展开辩论；④组织辩论：康复训练师负责修补话题，必要时给予孩子协助和提示，维持辩论规则和秩序。康复训练师需要把握机会均等，避免孩子出现攻击性语言（骂人、吵架等）。

3. 讲述能力：包括叙事能力和说明能力。叙事又称说故事，是指脱离语境进行有组织表述的语言能力；说明是按照一定的顺序讲述一个事物。叙事和说明是一种高层次的语言处理及认知过程。生活实践中，孩子使用比较多的是叙事能力。根据使用的语言形式，叙事分为口语叙事和书面语叙事。口语叙事包括生活故事、想象故事等；书面语叙事是指写故事、写作文、记日记等形式。

不管是个人生活故事的叙述，还是想象故事的叙述，都包括故事结构、叙事情节、叙事顺序和叙事观点四部分。

内容	儿童叙事能力发展阶段
故事结构	双事件叙事
	青蛙跳叙事
	流水账叙事
	高潮结尾叙事
	完整叙事
叙事情节	描述序列
	行动顺序
	反应顺序
	缩短与简化
	多重情节
	复杂情节
	嵌入交互式情节

续表

内容	儿童叙事能力发展阶段
叙事顺序	教导孩子在叙事时使用一些时间、因果关系或连接事件的连词和副词等,如"首先""接着""现在""最后"等,让叙述的故事清楚、有条理
叙事观点	是指孩子在叙事中会表达自己的观点、想法、感受、评价等,也会描述故事中人物的感受、观点、情绪、认知、意愿,使用一些相关的词汇或语气,如难过、想要等

孤独症儿童叙事能力教育指导策略

　　应该发展孤独症儿童以下关键能力:①用恰当、准确的词汇讲述;②运用不同形式的语句讲述:如陈述句、疑问句、反问句等;③完整地讲述:叙事的情节结构完整;④按顺序讲述:叙事的时序符合逻辑;⑤能在集体场合讲故事;⑥注意听者的反应:注意他人对于自己所讲的故事是否感兴趣、注意力是否集中等;⑦运用不同的角度讲述故事:从自己及他人的角度讲述;⑧有重点地讲述:有详有略、不跑题;⑨生动地讲述(语调、腔调的变化,肢体语言的运用):如表现出故事中爷爷和妹妹声音的、体态的不同等。

　　在训练时,康复训练师可以采取以下策略:①轮流讲述:从成人与孩子轮流讲述发展到孩子与同伴轮流讲述;从两人讲述扩展到多人轮流讲述。②利用给出的开头或提示让孩子一边玩,一边续编故事。③利用道具顺序摆放让孩子编述故事。④呈现无字图画书、顺序卡片、表演、无声电影等内容让孩子讲述故事。⑤孩子仿照、复述他人的讲述。⑥通过游戏提升讲述的乐趣,如让孩子一边讲故事,一边表演,激发孩子讲述的兴趣。⑦说明事物时用客观实在的语言,它的顺序并不像叙事活动那么严格。如描述一件物品时,可以先说外观特征,再说功能;也可以先说功能,再说外观特征。说明能力和叙事能力都属于儿童讲述能力,区别在于说明能力是用客观规范的语言进行讲述,而叙事能力则可以带上感情色彩。

　　口头语言交流和运用训练指导策略:口头语言的发展需要一定的语言环境,尤其对于孤独症儿童而言,统一使用同一种语言是教学的条件之一,否则就会在无形中增加孩子口头语言习得的难度,如家人应该都使用普通话交流,避免说家乡话或者家乡话和普通话混用。以下是口头语言训练指导的四大原则。

★ 多:指在生活中给予孤独症儿童丰富的语言刺激,促进孩子语言理解的发展,如陪伴聊天、讲述生活事物等。

★ 精:精简地说、有重点地说。用适合儿童的语言与孤独症儿童进行交流,确保孩子听得懂,如孩子只能理解两个字,那么给孩子进行语言刺激时应该也采用两个或三个字的说话方式。

★ 代:依赖成人良好的示范、代替孩子表达。当孤独症儿童有沟通欲望,但是不知道如何表达的时候,代替孩子把应该说的话说出来,同时需要注意少提问、多用描述性语言,这是促进孤独症儿童口语理解和表达的重要策略。

★ 诱:诱导孤独症儿童说话,给予机会、制造情境、制造错误、违反例行活动程序和传话等方式激发孤独症儿童的需求和动机,诱使孩子主动表达。

★ 正向引导、正向鼓励:当孤独症儿童能够按照要求进行口头语言的交流时,应及时给予鼓励和强化,促使孩子继续维持成人期望的语言习惯。

书面语言交流及运用

书面语言是一个人用文字来学习、表达思想、情感的方式,如发信息、阅读、写邮件等都是书面语言的使用。书面语言从理解和表达的层面可分为阅读能力和书写能力。

儿童阅读能力的发展:"阅读"对于儿童而言,尤其是进入学校学习的儿童而言,是一项很重要的能力。儿童早期的阅读是从阅读图书开始的。我国学者杨怡婷对汉语儿童图画书阅读行为发展进行了研究,将儿童图书阅读行为发展分为三个阶段。

★ 看图画,未形成故事:孩子跳动翻页,从能够说出图画中物品的名称到说出图画中人物的行动,逐步发展到能够说出图画的内容,但只能单一地进行讲述,不能形成完整的故事。

★ 看图书,形成故事:能够把图书的内容进行串联,变成一个有始有终、有内容的故事。

★ 通过阅读文字了解图书的内容:孩子识字是有过程的,通过文字进行阅读也需要经过一定的过程。

1. 萌芽阶段:孩子开始对阅读感兴趣,会根据书中的图画来识别相应的文字,开始辨认某些字。孩子在理解图书的主要内容后,能够以口头语言的形式讲述给他人听,这期间孩子只是照搬复述。

2. 初期阶段:孩子开始知道文字的意义,愿意念书给他人听,能够在对图书内容理解的基础上用自己的语言将故事讲述给他人听。

3. 流畅阶段:孩子能够根据阅读的内容,以适合文字形式、风格的语速和语音、语调阅读和讲述。如朗诵诗歌时是缓慢的,讲究情绪起伏。

孤独症儿童阅读能力训练内容

★ 阅读习惯的培养:包括正确的坐姿、翻书(如轻轻地、一页一页地翻)、爱书(不乱涂乱划、不撕书等)、收拾整理图书(看完书后要将书本归位)、借书要及时归还等良好阅读习惯的培养和建立。

★ 阅读能力的培养:孤独症儿童阅读能力的提高需要康复训练师及家长在训练中灵活引导,从认识单一文字到认知一段文字,最后发展到能够阅读整篇文章。阅读的形式可以根据孩子的特点进行多样化选择,如认识文字、亲子阅读、儿童合作阅读、独自阅读等。

1. 认识文字:这是培养孤独症儿童阅读能力的第一步,在认识文字时可以采用指认、挑选和认读的方式,也可以通过类似"抢拍指定文字"等游戏来认识文字。

2. 亲子阅读:即成人与孩子共同阅读。

a. 通过提问帮助理解图书的主要内容:成人与孩子一起阅读图书,了解和理解图书的内容,通过开放式的提问方式来了解孩子是否读懂了。提出的问题控制在 3~4 个,问题从单一画面到多个画面逐渐延伸,如此可有效地将阅读图书与看图讲述区分开。

b. 归纳图书内容:可采用一句话归纳、一段话归纳或给图书命名三种方法提升孩子的阅读能力。"一句话归纳法"和"图书命名法"要求孩子在理解图书内容的基础上用简短的语句准确概括图书的主要内容,这里涉及语言组织能力和思维能力,所以比用一段话归纳要难得多。康复训练师及家长可以在此基础上进行拓展,引导孩子推测接下来的情节发展。

3. 儿童合作阅读:康复训练师可以安排图书区域活动或阅读课程,让孤独症儿童不仅阅读,还能提高共同的配合,分享和交流自己的阅读体会。可以采取多样化的形式,如一人翻书、一人讲述;共同看书、小组内交流讨论;小组看书、班级分享;共同阅读同一本书、谈自己的收获等。

4. 独自阅读:让孤独症儿童爱上阅读是一件值得康复训练师及家长花时间、花精力去促成的事情。康复训练师及家长可以安排孩子每天定时定量进行阅读,持之以恒,逐渐让孩子适应和接纳,把阅读培养成孩子每日例行活动之一。在初期,我们可以把阅读时间设定为 5 分钟或 10 分钟,随着孩子年龄的增长,再适当延长他独自阅读的时间。当然,康复训练师及家长别忘了检验孩子的阅读效果,即要了解孩子理解了多少,对于不理解的地方要给予相应的指导。在这个阶段,及时的强化和鼓励如同催化剂,康复训练师及家长一定要恰当合理地使用。

儿童书写能力的发展:学习书写与学习识字、阅读相似,都要经历尝试和探索的过程。我们要培养儿童从会写到有意义地写,最终能够用文字灵活表达想法和观点。

★ **书写习惯的培养**:孩子能够按照他人提供的模板进行描写和仿写;熟悉书写的笔画、笔顺规则;养成良好的书写习惯,包括良好的坐姿、保持页面整洁等。

★ **书写技能的培养**:主要培养孩子书写表达能力,包括被动书写表达、主动书写表达和书写创作三个阶段。孩子书面表达存在词汇量少、表达单一、内容贫乏等问题,让孩子进行大量阅读是积累书面词汇的重要方法。只有多读、多积累才能从本质上解决书面表达不清、表达乏味、无从表达等问题。

孤独症儿童书写能力训练内容

★ **脱离模版,自行书写文字**:让孤独症儿童了解文字的意义是书写表达的基础,重要的是知道自己写的字是什么意思,能够将书面的字与口头的语言联系起来,常见的教学活动有听写生字、给图片配字等。

★ **基于图书阅读的书写能力**:基于阅读,并根据孤独症儿童其他能力(认知、手眼协调等)发展特点进行安排,常见的教学活动有根据图书内容给图书涂色、给图书配插图、绘制思维导图等。

★ **基于表达和交流的书写能力**:书写的目的是让他人了解自己的想法,常用的形式有写便条、发信息、写邮件等。如孩子告知妈妈自己的去向或对收到的来自他人的文字信息作出回应等。

★ **基于创作的书写能力**:对自己的思想有更深层次的剖析,能表述自己的观点、情绪、思考等。创作的形式有书写读后感、写作文、写日记、绘本创作、文学诗歌创作等。

不管是口头语言训练,还是书面语言训练,我们都要结合孤独症儿童的兴趣进行,训练效果取决于能否在实际生活中运用,这是孤独症儿童语言水平的重要检验标准。

能力领域Ⅱ:非言语沟通

非言语沟通是指用手势、身体动作、身体方位、脸部表情、头部移动、目光接触、眼神和沟通距离等非言语方式来传递沟通信息。非言语沟通可以单独发生,也可以伴随着言语沟通发生,是社交沟通的重要方式之一。如孩子在表示自己不愿意时,除了用言语表达"我不要",还可以用摇头、往后退等非言语方式来增强示意。

非言语沟通的作用

★ 通过非言语沟通，可以表达情绪和情感，如不高兴时我们皱起眉头、生气时横眉竖眼等。

★ 通过非言语沟通，可以维持和调节沟通的过程。孩子在不会说话、不方便说话或沟通距离过大时可以采用非语言方式进行沟通，如在距离很远的地方看到熟悉的人会挥手，看到想要的东西会用手指示等。

★ 通过非言语沟通，可以辅助语言的表达，也可以验证他人言语信息是否和实际相符，还可以辅助语言表达。如在描述一个物品时，他人表示不明白，孩子会尝试用手势比画物品的形状。

★ 通过非言语沟通，可以看出人际关系的状态，如和颜悦色和怒目相对代表不同的人际关系状态，一个是和平相处，一个是敌对或不满状态。

儿童非言语沟通能力的发展

非言语沟通作为一种既独立，又可以配合言语使用的沟通方式，有它自身不可替代的存在意义。儿童的非言语沟通能力的发展与言语沟通能力的发展顺序大致相同，需要经过非言语理解、非言语回应、非言语表达和交流三个过程。

非言语理解：非言语包括所有言语外的信号，儿童主要理解动态语、静态语和类语言三种类型。

★ 动态语：理解头语、手势语、身体语言、面部表情及目光接触、触摸等非言语表达的意思。

1. 头语：点头、摇头、低头、抬头等，如点头表示同意、摇头表示拒绝、把头转开表示不想看等。

2. 手势语：使用指或其他手势、动作让他人注意自己或某个事物。

手势语的四种形式

指示手势：如用手指指示某个具体的内容（人、物、方位等）。

情意手势：如激动时挥手等。

象形手势：如用手势比画出自己描述的物品形态。

象征手势：如 OK 的手势表示同意、拍拍椅子表示让他人坐下来。

3. 身体语言：包括理解身体位置及动作，身体的移动及朝向所代表的意义,如突然起身、身体前倾/后退、背对等。如听他人说话时,身体往前倾表示自己很感兴趣。

4. 面部表情及目光接触:面部表情是使用最多的一种非言语方式,表情可以表达不同的情绪、情感及态度,如眼睛睁大可以表示惊讶或害怕。目光接触包含目光注视、目光转移等,如东张西望表示心不在焉,凝视、扫视、瞪视等可以表达不同的含义。

5. 触摸:指人际交往中身体的接触。

触摸的四种形式

职业性接触:如医生看病时的触摸、幼儿园门口晨检的触摸。
礼貌性接触:如见面时的握手、帮助时的肢体接触。
友爱性接触:如朋友间的牵手、搭肩等。
情爱性接触:如妈妈的吻、爸爸的"举高高"等。

★　静态语:包括理解空间效应、时间控制、环境控制、衣着仪表四个方面。

1. 空间效应:指人际交往的身体距离、空间位置对沟通的影响。教导孤独症儿童理解与不同关系的人保持不同的距离,与亲密的人可以保持近距离接触、谈话,与不熟悉的人保持礼貌的相对远一些的社交距离。教导孩子留意沟通时双方地位、位置关系的变化,如被老师训话时要站着,同伴谈话时尽量保持与他人同等的身体高度等。教导孩子根据不同的沟通距离使用不同的音量,或为了保持沟通顺畅而拉近沟通距离。

2. 时间控制:教导孤独症儿童在沟通时注意掌握和控制沟通时间,不能滔滔不绝,也不能沉默少言,要表现出对沟通的关注、认真程度,保持行为礼貌等。

3. 环境控制:教导孤独症儿童理解不同场合采用不同的沟通形式,舒适、轻松的环境里用愉悦的语气说话,严肃的、紧张的环境里用认真、正式的语气说话;同时教导孩子使用不同的沟通方式来营造自己想要的沟通环境或氛围。

4. 衣着仪表:教导孤独症儿童理解在不同场合有不同的着衣要求,如遇到喜事应衣着鲜艳,表示兴奋、喜悦的心情;穿着正式代表重视,穿着邋遢给人轻视、随意之感。

★　类语言:又称副语言,是指非语词的声音信号,既包括语速、音量、音质、音色、重音、声调等声音要素,又包括哭、笑、哼声、叹息、咳嗽、掌声、停顿以及各种叫声等非言语内容,它可以传达一定的沟通信息。训练中既要教导孤独症儿童理解类语言信息,又要让孩子学会使用类语言来表达自己。

非言语回应:所有的回应都是建立在理解的基础上的,所以要重视对非言语的理解。对于他人的非言语信息,可以采用言语回应,也可以采用非言语的方式回应,如他人以点头表示打招呼,回应的方式可以是点头,也可以是说"你好"。

非言语表达和交流:孤独症儿童能够使用非言语方式来表达自己的想法、意图和情感,提升孤独症儿童非言语表达的方式主要有以下四种。

★ 模仿效应:成人通过让孤独症儿童模仿各种非言语方式,使其能够运用非言语沟通。成人与孩子互动时大量使用非言语沟通方式,初期限制语言的使用,着重让孩子理解他人传递的语言外的讯号,并让孩子模仿他人或图卡上的各种非言语方式来增强其对非言语的理解。

★ 指导效应:成人直接指导孤独症儿童应该怎样做,如教导孩子与朋友玩耍时要注意安全、除了家人外不可以亲吻其他人等。

★ 示范参照效应:引导孤独症儿童主动模仿他人使用过的非言语沟通方式,一般采用第三人示范的方式。如设计"没嘴巴的木偶"游戏,让孩子扮演木偶,老师给所有木偶提供食物或玩具,首先让助理老师扮演第一个接受食物或玩具的木偶,助理老师采用点头和摇头来表达自己的意图,接着让演木偶的孩子在分发食物时能同样使用点头或摇头的方式来表达自己的意图。

★ 情境表达效应:成人通过制造难题或者环境氛围提供机会让孤独症儿童主动使用非言语表达,如在生活中启动无声的失语世界,让孩子广泛练习和运用非言语沟通方式。

总而言之,多看、多听、多学、多用,是言语和非言语沟通能力发展的基础。

第三节 社交沟通的阶梯性发展

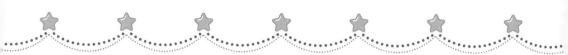

根据社会性教育五阶发展和社交沟通两大能力区块（言语沟通和非言语沟通）进行综合分析和研究，我们将孤独症儿童社交沟通各项能力按阶梯性进行划分，具体如下。

孤独症儿童社交沟通发展里程碑		
能力层级	发展任务	重要发展能力
一阶	被动沟通阶段	能够倾听及理解他人的言语及非言语信息 积极进行沟通回应 具备言语及非言语模仿能力
二阶	主动沟通阶段	扩大言语及非言语理解 能够主动表达
三阶	双向沟通阶段	能够进行多回合沟通 理解及掌握沟通规则 熟练运用各种语用功能 能够进行多种谈话形式 能进行简单的图画书阅读 能够运用非言语进行沟通 对非言语的理解精准度类似于成人
四阶	熟练沟通阶段	具有基本的听、说、读、写能力 能使用口语策略 理解和使用象征性言语 能讲述一个完整的故事 能做短篇文字阅读 运用书面语言进行表达（留言、文字沟通等）
五阶	流畅沟通阶段	运用语言表达自己的独到见解 掌握嵌入式叙述方法 独自阅读能力 发展创作、书写能力 能综合使用多种不同的沟通渠道

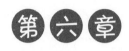

第六章
四维社会性训练之人际交往能力训练

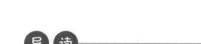

导 读

　　人际交往是社会性四大能力之一,通过本章内容的训练,孤独症儿童将会积极主动地关注外界信息并能进行及时准确地回应、掌握四大游戏技能和社交技能,具有社会化情绪及情感等,切实将孤独症儿童培养成为一个自主观察、自主学习、自主交往、会思考、有朋友、享受亲密情感乐趣的人。

第一节　人际交往能力总述

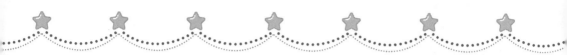

　　每个人都有情感的需要,有爱和被爱的需要,这些情感的发展起源于我们日常的人际互动。从不熟悉到熟悉,从不了解到相知相惜,从普通伙伴变成亲密朋友,需要充分发挥我们的交际能力。我们在生活中不断地学习如何接触他人,如何运用各种各样的社交技巧,如何建立和维持彼此的情感关系等各种技能。

　　人与人的交往都是由浅至深的,兴趣和动机永远是关系发展的前提。有了兴趣之后,双方就会开始互相了解和互动,慢慢会与其中的一些人建立较好的信任情感联系,表现为融合的自发交往的关系,具备应对各种问题和情境的能力,随着情感交流的深入,我们会允许极个别的人进入自己的"私密领域",分享自己的生活空间和财产,发展出亲密的友情和爱情。

孤独症儿童人际交往能力发展特征

　　对于孤独症儿童而言,心理和生理的发展障碍影响着他们的人际交往能力,根据障碍程度的不同,孤独症儿童人际交往类型主要可以分为以下几种。

　　无交往:这种类型的孤独症儿童常常自己一个人玩,玩的过程中甚少有功能性玩法,如孩子喜欢车,但玩的时候只喜欢用车敲打地面。孩子更多表现为缺乏眼神接触、缺乏社交式微笑、不理解游戏规则、对同伴缺乏兴趣、不喜欢身体接触、不喜欢与他人一起参与活动等。

　　选择性交往:这种类型的孤独症儿童对于他人引发的社交互动有选择性地参与,主要表现为对自己感兴趣的活动能参与,但对大部分活动没有兴趣参与。

　　被动交往:这种类型的孤独症儿童缺乏自发的社交,但能够参与成人引发的交往活动,在活动中具有一定的选择性,注意力不稳定,甚少能主动与同伴交流,在引导下能够加入他人的活动,但不知道如何发起活动。

　　能主动交往,但缺乏社交技巧:这种类型的孤独症儿童偶尔能主动发起活动,但活动多会以自己的兴趣为主,缺乏交往技巧,不懂去控制他人的注意力,面对交往中出现的问题应对技巧单一。

　　能恰当交往,但情感深入困难:这种类型的孤独症儿童有一定的社交技巧,知道帮助人、与人合作、能进行简单地分享、在注意力的表现上无明显问题、不能与他人建立深入的情感依附、心智解读能力弱,一般能够拥有熟悉的伙伴,但称不上朋友。

孤独症儿童人际交往发展阶梯

在人际交往过程中,儿童首先发展的是垂直关系(成人与儿童的人际交往),然后逐渐发展平行关系(儿童与同伴间的人际交往)。

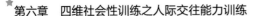

垂直关系的交往:成人与孩子的交往
(成人:老师、父母)

平行关系的交往:同伴与孩子的交往
(异龄同伴、同龄同伴、同伴群体)

孤独症儿童由于注意力、社交动机、主动观察学习、社交技能等能力不足,无法像普通儿童那样不需要特意教导和练习就能学会如何与他人进行人际交往和互动。在孤独症儿童初期的训练中,康复训练师需要提前设计、细分好每个训练步骤,每项技能都需要经过多种不同形式的练习。孤独症儿童在康复训练师和家长的带领和指导下,习得技能和方法后再泛化到同伴中去。孤独症儿童的交往一般是由垂直关系慢慢过渡到平行关系中去的。

互动类型	交往方式及重点
垂直关系	成人发起,儿童被动参与 成人发起,儿童主动参与 儿童发起,成人、儿童双向互动
平行关系	成人发起,成人、儿童双方回应及共同参与 儿童发起,同伴间双向互动 儿童友谊 儿童同伴团体互动

垂直关系的交往

孤独症儿童交往能力的培养具有自己独特的发展曲线,首先是成人引领孩子进行初步情感交互,通过这种交互可以激发孩子对交往的好奇、探索和乐趣,慢慢地、更积极地投入与其他社会成员的人际交往中。垂直关系交往是孤独症儿童开启人际交往的第一步,在人际交往训练中占据非常重要的地位。

遗憾的是,很多孤独症儿童家长却比较容易忽视这个领域。孤独症儿童垂直关系交往能力的发展主要经过以下三个阶段。

垂直关系建立期:孤独症儿童开始区分不同的对象,对不同的对象(熟悉、陌生的成人)给予不同的情感和行为反应。举个例子:如果是妈妈带着孩子玩游戏,则孩子会积极参与;如果是陌生带着孩子玩游戏,则孩子就不想参与。

垂直关系发展期:孤独症儿童开始对熟悉的、亲密的成人产生依恋感,表现出跟着成人行动,或渴望成人给予更多的情感支持,如拥抱、亲吻等。孩子开始主动向成人发出交互的信号,但这种交互可能是单一的。

垂直交互关系阶段:孤独症儿童开始尝试与成人协商和沟通,开始考虑他人的情感与反应,理解成人的想法与需要,建立起双边的垂直人际交往。

垂直交往的发展是孤独症儿童社会化发展领域的重要研究课题,对这种关系的分析和探讨,有助于人们理解孤独症儿童社会交往的发展历程和亲密人际关系的深层意义;有利于孤独症儿童形成和谐的人际关系,更好地适应社会。

平行关系的交往

在孤独症儿童人际交往发展过程中,与父母、老师的相处和交往具有非常重要的意义,儿童对人的兴趣、与人的情感联系就是在与成人的交往中发展出来的,但平行关系交往在孤独症儿童人际交往后期的发展中是垂直关系交往不能替代的。孤独症儿童平行关系交往能力的发展主要分为以下五个阶段。

单向人际交往阶段:孤独症儿童主要表现为将同伴当成玩具对待,觉得同伴很好玩,更多的兴趣表现在物品或活动上。

简单互动阶段:孤独症儿童主要表现为主动注意同伴的行为,对同伴行为作出反应,并试图作出一些行为希望引发同伴的反应。

互惠互动阶段:孤独症儿童与同伴的交往逐渐变得复杂,孩子表现出较好的模仿能力,喜欢玩互惠互动的角色游戏,如两个人参与的抓捕游戏等。孩子在问题处理能力上较为缺乏,遇到问题时多采用打架和争抢等方式解决。

合作互动阶段:孤独症儿童与同伴的交往开始在广度和深度上有所提升。孩子主要表现为能够互相交流想法、共同商量游戏规则、决定游戏玩法、具有分享式行为、能够参加集体性游戏、交往的同伴数量开始增多。孩子积极投入游戏,交往技能逐渐灵活、丰富。

真正友谊关系阶段:孤独症儿童开始建立友谊关系和同伴群体关系。友谊关系的重点在于培养友谊意识,在意朋友间的情感联系,具有移情和共情能力等。

人际交往能力的作用

人际交往能力作为儿童社会性能力发展的四大领域之一,在整个框架中起到中流砥柱的作用,其主要作用包括以下四方面。

帮助儿童去自我中心,增强自我意识:在人际交往中,我们会听到不同人的不同声音,理解不同人的不同立场和观点,与不同的人进行不同的情感交互,从而让儿童在关注自我的同时也能关注他人,关注他人与自己的联系,在与他人的交互和评价中更好地进行自我教育和自我完善。

提高社会认知,适应集体生活:儿童在交往中要理解不同的处境、不同人的性格特征和不同人之间的关系,这样才能知道要选择和采取何种技巧、方法来进行互动。互动也能促进儿童对这些事物、人物和关系的理解,让他更轻松地融入集体生活。

学习社会交往技能:人际交往中常常会面临各种各样的问题情境,我们需要在不同的情境中采用不同的处理方式,学会合作、分享、互帮互助、化解冲突、处理攻击和矛盾、学习幽默、创造性面对问题等,从而在交互中发展不同的社会交往技能。

促进良好社会行为的发展:人际交往能够持续下去,友谊能够经久不衰,都是由于人们在交往中采用亲社会行为方式,具备亲社会态度,能遵从不同的规则和规范,彼此能和谐相处。通过人际交往帮助儿童成为一个亲和、有礼貌、有原则、让人喜欢的人。

第二节 孤独症儿童人际交往能力训练内容

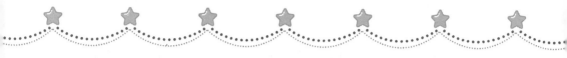

人际交往训练主要是教导孤独症儿童吸收和转化外界信息,有效进行社交互动、正确处理各种社交问题和处理相互关系等。

我们常常看到很多孤独症儿童无法加入他人活动,或对他人的活动视而不见、自己玩自己的,对人际互动缺乏动机和技能。结合孤独症儿童人际交往能力发展特征,我们将人际交往训练分为对外界信息的关注及回应、游戏技能的培养、社交技能的教导和情绪情感能力的发展四个部分。

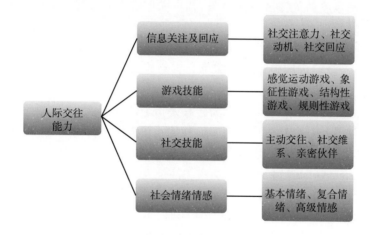

能力领域Ⅰ:对外界信息的关注及回应能力

在进行人际交往时,我们需要持续关注外界的动态,包括关注外界的人、事和物,关注外面的变化,关注他人和自己的相处模式等。儿童能持续关注外界是基于对外界的兴趣和各种需要的满足,这种动机的建构让儿童带着新奇的眼光看待一切,在关注的同时也会对外界的刺激作出回应,从而完成了社交的单一回合,开启了真正意义上的人际交往。

对外界信息的关注及回应能力:社交注意力

"我的孩子注意力总是不集中""我的孩子注意力好差,基本不与人对视""我的孩子看人,经常几秒钟不到注意力就不在了"这是很多家长关于孤独症儿童注意力的描述。为什么大家那么关注孤独症儿童的注意力呢？因为注意力不足的孩子表现为对外界缺乏探索欲、不会主动去观察、学习存在困难、缺乏主动性和交互意图等，注意力不集中将直接导致孤独症儿童各项能力（人际交往、认知、语言、学业等）的发展滞后。

孤独症儿童注意力发展特征： 一方面，注意力不足的孤独症儿童主要表现为不能自觉地、持续地将注意力集中在某项活动或任务上，如上课时他们喜欢东张西望，对老师的讲课内容和布置的作业没有留意，经常漏写作业、作业经常出错。另一方面，又表现出无意注意功能相对亢进，很容易被外界细小的变化吸引，将注意力转向不重要或无关的事物上。对于孤独症儿童而言，注意力不足主要体现在注意广度、稳定性、转移和分配四个方面。

★ 注意广度窄，注意对象有限：注意广度指在同一瞬间所注意的对象数量。孤独症儿童由于注意广度受限，常常无法完成相应的学习任务，如桌面上摆放的教具紧凑就能完成挑选任务，如桌面上摆放的教具分散则不能完成该任务。

★ 注意时间较短，注意稳定性较差：对于孤独症儿童而言，缺乏兴趣、兴趣狭隘单一、学习内容较难或乏味都会容易导致注意力分散，表现为不看人、不理人等。

★ 注意力转移不灵活：注意力转移是指个体有意识地将注意力从一个关注点转移到另外一个关注点。很多孤独症儿童无法进行物与物、物与人、人与人、事与事之间的注意力切换，注意力呆板、不灵活。如玩"123抢饼干"的游戏，孩子只会一味盯着饼干看，不会去关注他人的动作和话语等。

★ 无法进行注意力分配：孤独症儿童无法在同一时间内注意两种或几种不同的对象。如孤独症儿童在整理队形时，不能做到既注意自己的动作和他人是否同步，又注意自己在队列里是否排整齐；或只顾玩自己的玩具，而注意不到身边有人靠近等。

★ 共同注意能力较弱：孤独症儿童很少使用手指指示、主动展示以及目光注视进行沟通，通常以拉成人的手或推成人这种直接的方式来解决需要共同关注的问题。部分孤独症儿童即使有共同注意，多数情况下也仅限于要求性行为，而非主动分享行为。

孤独症儿童注意力训练内容： 孤独症儿童有注意力定向、切换、搜索困难，特别关注不相关的细节等问题，还有的由于自我意识混乱，对外界处于无注意状态。在儿童社会性发展过程中，更多地需要提升孤独症儿童在人际交往这种动态环境中的注意力，其中发展孤独症儿童的共同注意力（即联合注意力）尤为重要。

儿童注意力的发展包含视觉注意力、听觉注意力和共同注意力三大能力。

其中视觉注意力和听觉注意力的训练侧重点为孤独症儿童单向的注意力活动,孩子能关注到想要或需要他关注的信息,同时注意力的发展需全面发展注意力的四个方面,即注意广度、注意稳定性、注意转移和注意分配;共同注意力则是需要两个人以上共同注意同一事物。注意力的发展是从被动注意力到主动注意力。

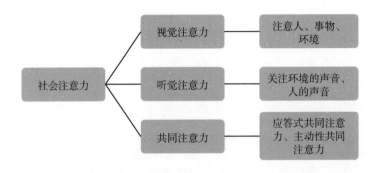

★ 视觉注意力:视觉注意力的训练过程为注意看、全面看、仔细看、看懂和记住,重点提升孤独症儿童视觉集中、视觉分辨、视觉广度、视觉转移、视觉记忆和视动协调能力。在日常生活中我们常常需要关注人和人的变化、事物和事物的变化、环境和环境的变化等,对这些东西的存在、变化的察觉需要个体注意并能持续关注。

1. 注意人和人的变化:主要指看人的能力,培养孤独症儿童能够留意他人的存在,知道他人外貌、发型、服饰等的变化,知道他人的出现和离开,关注他人非言语动作及变化,会注意看他人的指示,会察觉他人突如其来的举动,会追视他人的移动,会关注他人在做什么等。如家里来了陌生人能及时留意,妈妈走了能及时察觉,注意到妈妈的表情有变化、注意到老师的发型有变化等。

2. 注意事物和事物的变化:培养孤独症儿童关注事物的存在、出现、发展、变化、转换、消失以及追视事物的移动等能力。如看到老师拿出了一桶积木、知道自己的玩具被拿走了、会用视觉去追视泡泡等。

3. 注意环境和环境的变化:培养孤独症儿童用视觉察觉环境,留意察看环境里有什么;关注环境里的变化,会察觉环境里物品存在、摆放位置的变化;能关注环境的转换。如公园里新安装了一个秋千架、老师今天换了个教室上课、天变黑了、天气变了(闪电、变冷)等。

★ 听觉注意力:听觉注意力的训练过程为注意听、全面听、仔细听、听懂和记住,重点提升孤独症儿童听觉集中、听觉分辨、听觉广度、听觉转移、听觉记忆和听动协调能力。在日常生活中我们常常需要听环境及自然界的声音、人的声音等,对这些声音的出现和变化的察觉也很重要。

1. 注意环境及自然界的声音:包括察觉和关注环境中本来有的声音,或突如其来的声音。如来到一个环境里,听到鸟叫声、听到有人在弹琴、突然听到敲门声和开门声、听到他人靠近的脚步声、电话铃声、打雷声等。

2. 注意人的声音:包括能关注他人的言语及声音信息,如能注意听他人说话,注意他人发出的其他声音词(咳嗽、叹息、拉长的音调等)。包括在眼前的人发出的声音,也包括不在视线范围内的人发出的声音。

★ 共同注意力:共同注意力又叫分享式注意力、联合注意力,它是指追随个体(群体)的目光以及看其所看之处的能力,使两人(群体)同时关注同一事物或人物的过程。按共同注意力的主体进行分类,分为应答性共同注意和主动性共同注意。

1. 应答性共同注意:训练孤独症儿童追随他人的眼神和手指指示的技能,孩子能够被动注意他人注意的事物。这个阶段是由他人(成人或同伴)发起的眼睛注视或手指指示,孩子作出注意回应的过程。目的是分享对物品或事件的兴趣,包括视觉相互注意、视线交替、手指指示跟随、眼神注视跟随、分享的回应、给物的回应等行为。如妈妈指着远处的飞机说:"可可快看,那有架飞机",可可会根据妈妈的指示或眼睛注视的方向去寻找飞机。

低层次应答性共同注意是指对指向近处物体的眼睛注视或手指指示的回应;高层次应答性共同注意是指对指向远处物体的眼睛注视或手指指示的回应。

2. 主动性共同注意:训练孤独症儿童主动使用眼神接触、眼神指示、手势指示或展示去引发他人对物体或事件的注意。这个阶段是由孩子主动发起的,目的是使他人关注自己感兴趣的事物,包括视觉相互注意、视线交替、手指指示、主动展示、分享、伸手取物和合作式共同注意力等行为。

低层次主动性共同注意是指孤独症儿童主动的眼神接触,或眼神在物体与他人间来回移动;高层次主动性共同注意是指孤独症儿童以分享为目标的主动展示,会将目光在物体和他人间来回移动,以确定自己和他人在共同关注这一物体。

孤独症儿童的共同注意行为越多,模仿能力越好,心智解读能力也就越强,人际交往能力的发展就越顺利。

影响孤独症儿童注意力的因素及应对策略:影响孤独症儿童注意力的因素有很多,包括生理原因、心理原因、父母的教育方式、环境因素等多个维度,我们应根据不同原因采取相应的教导策略。

★ 生理原因:包括年龄、饮食、睡眠等原因。如年幼的孩子还不善于控制自己的注意力,随着年龄的增长,注意力的控制能力会增强。孩子食用一些食品(如巧克力)可能导致情绪兴奋、注意力难以集中。在睡眠方面,表现为精神好则注意力好,精神差则注意力难集中。作为家长需要为孩子安排合理的饮食,培养其健康的生活习惯和作息规律。

★ 病理原因:部分孤独症儿童由于存在脑组织损害、代谢异常或发展发育障碍,导致出现注意力问题。

★ 父母的教育方式:由于家长教育上的疏忽,很容易导致孤独症儿童出现注意力分散现象。如孩子在写作业的时候家长常常送水果、问问题等,无形中干扰和分散了孩子的注意力。在教导孤独症儿童时,康复训练师应当设立明确、恰当的目标,定时定量地让孩子完成相应的任务,不制造额外的、不必要的人为干扰。

★ 环境因素:是指环境里无关刺激的干扰。我们常常提及教育环境布置要简单化,尤其是针对孤独症儿童的教育,要提前排除教育教学中容易引起孩子分心的事物,如在上故事课时要把玩具收拾好,放在孩子看不见的地方等,排除无关刺激的干扰(不包含特意设定的让孩子适应某个刺激物存在的活动)。

★ 无意注意和有意注意没有并用:让孩子玩的时间太久,他就很难收心去集中注意力学习。若只是一味学习,不将教学和兴趣、强化相结合,不利用孩子的无意注意,那他的注意力持续时间则会缩短。在孤独症儿童的实际教学活动中要灵活地将无意注意和有意注意进行有机结合,使教学效果最大化。

★ 缺乏兴趣和必要的情感支持:缺乏兴趣与动机对于很多孤独症儿童来说是个致命的弱点。缺乏兴趣,孩子的注意力就带有极大的选择性和不稳定性。如果康复训练课上人数过多,老师就无法对孩子进行及时的留意或有效的情感交流,也会无形中影响孩子的注意力。在实际教学中,应该结合孩子的兴趣和需要,在玩中学,在学中玩,并合理控制课程人数,保证每个孩子在集体中都能得到康复训练师相应的关注和情感支持,进行有质量的玩与学。

对外界信息的关注及回应能力:动机建构

孤独症儿童的人际交往介入最难的地方往往不在于教会其某个社交技能,而在于如何解决孩子的兴趣度、乐趣性、与他人交往动机缺乏的问题。

"我家孩子对什么都不感兴趣""我觉得这孩子无欲无求,给什么都不要,做什么都没兴趣""我家孩子对什么都好奇,东摸摸、西摸摸"等,这些话都是对孤独症儿童动机情况的一种描述,只不过有的动机强,有的动机弱,或根本没有任何动机。

缺乏动机,儿童就缺乏活力和动力,表现为不想做事、不想进步、不想交际、不在乎他人的看法等。没有动机,人就失去了鲜活灵动的生命力,就成了无本之木。动机是什么呢? 动机是一种能够引发、促进、维持与他人进行社会交往行为,以达到一定目的的内在驱动力。

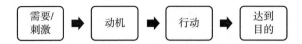

动机的产生取决于两个因素,一个是需要,一个是刺激。如一个孩子饿了,很想吃柜台上的饼干,他会想尽办法去获得饼干,用搬椅子、找人、跳起来拿等各种方式;一个不喜欢吃饼干或刚吃过很多饼干的孩子,则不会为了得到饼干而努力去想和做。动机是需要在一定条件下的表现形式,缺了需要,或缺了刺激/诱因,都没办法产生动机。如饼干是刺激/诱因,饿了/馋了是需要,它们合在一起转化成动机(想要吃饼干),在动机的驱使下再发展出行动(想办法拿饼干)。

孤独症儿童动机建构训练内容:人的动机是比较复杂的,同一件事情,不同的人动机可能不同,如努力学习,有的人是为了求知(学习可以获得知识),有的人是为了名利和地位(好成绩可以当班长),还有的人是为了得到他人的称赞等。我们将孤独症儿童人际交往的动机主要分为以下四种类型。

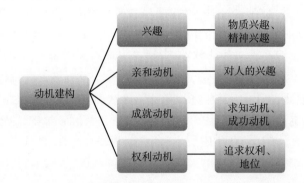

★ 培养兴趣动机:兴趣是源泉,是本质的推动力。一个人只有对某种客观事物产生了需要,才有可能对这种事物产生兴趣,需的对象也是兴趣的对象。

1. 发展不同类型的兴趣:康复训练师可以通过不同形式、类型的兴趣培养来拓展孤独症儿童对外界的关注度和好奇度,主要是发展孤独症儿童的物质兴趣和精神兴趣。①物质兴趣:指对所有物品的兴趣,包括对积木、汽车、恐龙等玩具的兴趣以及对衣服、食物、电话、音响等生活用品的兴趣;②精神兴趣:指对各种活动的兴趣,包括文艺、体育、音乐等活动的兴趣,如打球、下棋、表演等。

2. 评量兴趣:评量孤独症儿童的兴趣可从以下五个方面来考量:①兴趣

的范围:每个人的兴趣范围都可能不一样,有的孤独症儿童兴趣广泛,有的兴趣狭隘。一个人的兴趣越广泛,内驱力就越强,更容易获得成功。②兴趣的指向:指孩子对哪一类事物有兴趣,如喜欢发声的玩具。③兴趣的程度:指孩子对物质兴趣和精神兴趣的热爱程度,如很有兴趣、兴趣一般、兴趣缺乏等。④兴趣的迁移:指孩子的兴趣从一个事物转移到另一个事物的难易程度。

★　建立亲和动机:亲和动机是指培养孤独症儿童与他人在一起的渴求和愿望,即交往动机。每个人都有情感的需要,如马斯洛所言,人除了生理需要、安全需要,还有社会需要,包括友谊与家庭,爱与被爱的需要等。孤独症儿童亲和动机的建构主要包括两个方面。

1. 自我内在情感需求动机:建构孤独症儿童个人情感的输出和调节动机,如在角色扮演的游戏中,孩子选择角色是因为对这个角色具有特殊的情感,包括尊敬、羡慕、恐惧、爱、恨等。如孩子很崇拜警察,于是在游戏中扮演警察。孩子可以通过角色扮演进行情感补偿或情感宣泄,从而得到情感上的满足。

2. 外在情感需求动机:这也是亲和动机的核心需求,个人希望被他人接受和喜欢,想要与他人保持和谐友好的关系,与他人亲近、交流、互动以获得他人的关心、理解和合作。如孩子容易被他人逗笑、孩子觉得和他人一起玩比自己一个人玩好很多;孩子想要妈妈更加喜欢自己,会做一个听话的乖小孩;孩子想要得到朋友的喜爱,会积极帮助他人等,都是亲和动机的表现。

★　成就动机:主要指孩子渴望认识和学习新东西、具有强烈的求知欲望、希望获得他人的鼓励和称赞的成就感等。

成就动机能促使孩子积极要求进步,追求更新、更高的目标,培养孩子勇于挑战、不怕困难、不懂就问的品质。如孩子对于身边的事物感到好奇,很喜欢问"为什么""怎么回事"等问题,喜欢拆卸物体,进行物体的探究活动,喜欢探索世界、迫切希望自己的能力和知识取得进步,在挑战任务时即使失败了也会认为对自己是个锻炼。

人总是对于自己胜任的、熟悉的事情比较有兴趣,愿意积极去做、去表现自己的能力,他人的称赞和表扬会进一步促进孩子成就动机的增强。对于自己做起来有一定困难,或比不上其他人的事情,容易产生自卑感,从而兴趣缺乏,降低自我内在驱动力。研究表明,失败的结果、不利的外部评价都会阻碍孩子在相应活动区块的兴趣发展。

★　权力动机:权利动机是指孩子在活动与交往中表现出的一种想要影响他人或支配他人的欲望。具有权利动机的孩子具体表现如下。

1. 喜欢参与各种活动,并抓住机会表现自己。

2. 如果有人比自己厉害,会表现为不服气。

3. 在乎自己的权利地位,会努力想办法维持自己的权利和地位。如孩子想要当班长,故意表现自己的优点,揭示其他孩子的缺点等。

4. 喜欢炫耀自己的物质财富和自己的社会地位。如"我可是班长,你要听我的""这是我妈妈给我买的新鞋,好看吧"等。

5. 拥有权利是为了凭借自己的能力去影响、关心和帮助他人,如孩子当学习委员是为了帮助同学积极学习等。

6. 重视行使权力之后产生的积极、正向的效果。如当班长是希望能够管理好班级,为班级争取更多的荣誉;当队长是为了凭借自己的能力带领整个团队获得胜利等。

在教学中,康复训练师要合理培养孤独症儿童的权利动机,实现权利动机社会化。这个阶段的孩子喜欢把自身所具有的能力发挥出来,主动去帮助他人。在这个过程中孩子会产生一种自我价值感的内在驱动力。

孤独症儿童动机发展过程: 孤独症儿童的动机发展随着年龄、能力的变化而逐渐广泛、丰富和稳定,具体表现(节选)如下。

阶段	动机表现
1	对声、光、运动刺激产生反应 对重复动作产生兴趣,体会由此带来的快感 对新奇事物感兴趣,主动探索和认识新奇事物,如不断抛丢、敲打玩具
2	喜欢活动的、微小的物体,如飞机、昆虫 对突然消失的物体感兴趣,如东西给儿童看后藏起来 喜欢模拟成人的动作或活动,如学妈妈化妆 对因果关系事件感兴趣,如坐车时喜欢看树木往后倒退
3	发展更多的物质和精神兴趣:对周围的事物、各种活动表现出广泛的兴趣,包括动物、植物、自然现象、他人的劳动、游戏、玩具等 愿意参加劳动、音乐、美术、体育等活动,但兴趣的稳定性不足 开始发展成就动机,喜欢拆卸物体、喜欢探究活动、喜欢问为什么、会为了赢得荣誉而积极参加活动
4	积极关注自己的地位,如想当班长、组长等 对能指挥他人表现出成就感 兴趣开始逐步稳定,能分辨好的兴趣和不良的兴趣 关注学业成绩,为了获得好成绩而努力

从上述的动机发展中我们可以看出,孤独症儿童的动机发展从对物、活动的乐趣(兴趣),逐步发展为对人的乐趣(亲和动机),慢慢过渡为成就动机和权利动机。动机来自需要,只有满足低层次的需要和动机,才能发展出高层次的

需要和动机,但中间又有融合和交叉的部分。

孤独症儿童动机建构策略:要提高孤独症儿童自主观察、自主学习、自主交往的能力,首先要对孩子进行动机建构。有了动机,才会想办法解决问题,想办法实现自己的目标。对孩子动机建构应遵循以兴趣为导向,以鼓励引导为机制,以适当放松控制为手段,发展与人交互乐趣为目标的原则。主要教育策略如下。

★ 兴趣的培养:利用孤独症儿童喜欢的事物(吃的、玩的)、活动为介入点,如孩子喜欢追逐的、感官刺激的活动,可以以此类活动作为介入点,逐步拓展孩子的兴趣,实现兴趣面广、兴趣转移容易、兴趣持续时间长等目标。

★ 亲和动机的培养:营造安全、舒适的环境,采用孤独症儿童喜欢的说话方式(唱歌的方式、怪声怪气的声调)、喜欢的表情、夸张的动作或其他任何一种元素(如某个词语、句子、广告语等)与孩子互动,让孩子觉得与他人一起玩是快乐的,人是有趣的,是值得信赖的,并能给予他支持和温暖。

★ 成就动机的培养:制造机会让孤独症儿童成功引发乐趣,并多夸赞孩子,激发孩子持续进行活动,对他的进步和进取举动给予鼓励。

★ 权利动机的培养:适当给予孤独症儿童主导权和控制权,建立孩子的价值感。成人要学会适当地示弱,让孩子享受自己是"被需要的""有存在感"的人,促使孩子积极主动地与人互动、帮助他人等。

对外界信息的关注及回应能力:社交回应

我们在关注外界的信息后,要根据信息给予不同的反馈,这不仅是社交沟通的重要环节,也是人际交往互动的重要环节。

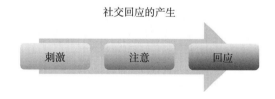

社交回应的产生

刺激 → 注意 → 回应

社交回应的类型:根据孤独症儿童的行为反应,我们将其社交回应能力主要分为积极回应和消极回应两种类型。

★ 积极回应:孤独症儿童表现为主动与发起者保持目光接触,并给予言语或非言语的社交回应。如他人邀请孩子一起玩,孩子的回应方式为看着他人、高兴地加入他人的游戏等。

★ 消极回应:孤独症儿童表现为毫无反应、不作回应、没有留意他人发起的互动,或是即使留意到了也不敢回应、不想回应、不恰当地回应等情况。

如他人邀请孩子一起玩,孩子的回应方式为不理人、自己玩自己的或推开他人等。

孤独症儿童社交回应技能训练内容:我们可以教导孤独症儿童不同的社交回应方式,可以采取行动表示(理解和遵从),也可以是言语或非言语回应。具体分析如下。

★ 行动回应:具体表现为遵守规则和遵从他人的交往指示。

1. 遵守规则:教导孤独症儿童理解和遵从活动规则、遵守常规,按照规则参与活动。如在教室上课时能遵守常规(安坐、听讲),玩游戏时能按游戏规则进行活动。

2. 遵从他人的指示:在关注他人之后,我们会自然而然地关注他人的指示,并在理解他人指示的基础上作出相应的反应,主要为活动中指令的执行,如听到"站好"会停止不动,听到某种任务会去执行(去隔壁教室拿个椅子过来、你去找桶积木)等。

★ 言语回应或非言语回应:对他人的问话、提议等以言语或非言语方式作出回应。如他人邀请孩子再玩一次,孩子可以采用言语回应:"好 / 不好",也可以采用非言语回应,如用摇头或点头来表示自己的意愿。社交回应主要包括社交礼节回应、回应提问和请求、回应赞美和批评、回应给予及选择等。

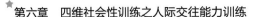

社交回应举例

回应邀请:我们一起去玩秋千吧　　　回应:好 / 点头

回应请求:请帮我拿一些积木　　　　回应:好的,积木在哪里 / 点头

回应赞美或鼓励:你的画很漂亮　　　回应:谢谢 / 微笑

回应批评:没站好,受到批评　　　　回应:我错了 / 站好,沉默

回应选择:我们玩积木,还是玩小车呢　回应:车 / 用手势、眼神示意

回应提问:今天我们玩什么呢?　　　回应:车 / 用手势、眼神示意

回应社交礼节:打招呼 / 告别　　　　回应:再见 / 挥手

能力领域 II:游戏技能

玩耍在儿童身心发展过程中发挥着重要作用,游戏是孩子自动自发、自由选择的一种活动,它需要孩子积极主动参与,自行协商和调节,让孩子在快乐的同时学会理解、学会遵从游戏里的规则、学会合作、学会想象和弹性的思维

能力。

游戏的作用

游戏是孤独症儿童提高自己、认识世界、与人和谐共处的重要途径,其主要作用如下。

★　孤独症儿童的心理发展主要是在游戏活动中完成的。游戏中孩子要学会想象、学习考虑他人的观点和想法、推测同伴的行为,只有这样才能让游戏持续进行。

★　游戏是孤独症儿童社会交往的主要形式,是孩子学习、同伴交往、适应群体生活的一种途径。游戏中常常需要孩子积极主动地参与、双向互动、理解和沟通、协调与配合等,进而获得一种愉悦的体验。

★　游戏能帮助孤独症儿童克服自我中心,内化社会规范。游戏虽然看似不受外在规则限制,但游戏本身具有正式、非正式的内在规则,这些规则由孩子自行协调制订,或属于历史文化传承的自带规则。同时,游戏随参与者和情境的不同,在规则上具有弹性变化。

孤独症儿童游戏技能的培养: 对于孤独症儿童游戏技能的培养,最主要的是让孩子不管参与何种类型的游戏都能玩起来。游戏与孩子的认知能力是同步发展的,本书参照皮亚杰的理论,将游戏主要分为感觉运动游戏、象征性游戏、结构游戏和规则游戏四种类型。

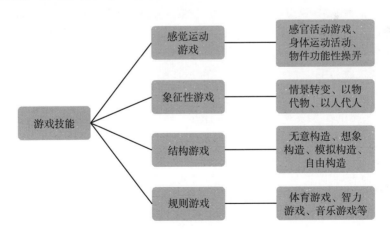

游戏技能:感觉运动游戏

感觉运动游戏是最早发展出的游戏类型,主要由简单的重复动作或运动组成,孩子能主动地要求自己感兴趣的事物重复出现,包括感官活动游戏、身体运动游戏和物品功能性操作游戏。

感官活动游戏:包括各种视觉、听觉、嗅觉、触觉、前庭觉、平衡觉、本体觉等感官刺激活动。如吹泡泡游戏,让孩子用眼睛去追视泡泡;踩光圈游戏、听音乐停与走游戏、荡高高游戏等。

身体运动游戏:主要是体力和身体动作的反复运动,如孩子常会把某件东西重复丢和捡、反复敲打勺子、爬来爬去、跑来跑去、滑滑梯等。

物品功能性操作游戏:操作物品、对物品进行探索,是孩子最早与环境的互动方式。它遵循从嘴部探索、视觉探索到手部探索的过程,从无意识的操作到对物品进行功能性操作,如玩小车时把小车推来推去,好奇时会用手触摸感兴趣的物品等。

感官游戏和身体运动游戏的动机主要来源于感觉器官在游戏过程中体验到的快感和刺激感,物品功能性操作游戏的动机则是来源于探索欲或对物品本身的兴趣。

游戏技能:象征性游戏(符号游戏)

象征性游戏是孩子借助代替物的帮助假扮不在眼前的事物或情景。代替物可以是自己的动作、语言、身体或其他任何物品,假扮的情境可能是孩子经历过的事物或情景,也可能是孩子希望或想象的事物或情景。象征性游戏主要包含情景转变、以物代物、以人代人三种形式。

情景转变(装扮行为):将现实生活的真实情景迁移到一个假想的情景中,用实物作出相应的装扮动作。情景转变是以物代物、以人代人的前提。如用真的空碗假装吃饭,用真的牙刷假装刷牙等,这个过程既不是真实的事件,也不是毫无根据的幻想。

以物代物:用一种物品代替另一种不在眼前的物品,并用被替代物来命名当前的物品。

★ 实物的小型复制品:如仿真消防工具(灭火器、防烟面罩等)、仿真过家家工具(玩具桌子、玩具椅子、玩具沙发、玩具电话等)。

★ 形状相似、功能不同的物品:指用形状相同或相似的物品代替另一种物品,但两者在功能上是完全不同的。如用铅笔假装成吸管、香蕉假装成电话等。

★ 功能相似、形状不同的物品:指用功能相同或相似的物品代替另一种物品,但两者在外形上是完全不同的。如用响铃代替门铃按钮。

★ 功能、形状均不同的物品:指用毫无相似、关联的物品代替另一种物品。如用积木代替恐龙。

★ 多功能物品:孩子根据游戏的需要进行安排,一个物品可以代替多种物品这样的物品称为多功能物品。如既用积木代替恐龙,又用积木代替火球。

★　抽象性替代（无物替代）：用动作、语言来代替一种不在眼前的物品。如孩子伸出手，手上空无一物，孩子说"给你钱"。

以物代物的象征性游戏，从具体替代到抽象替代的发展体现了孩子思维发展的轨迹。

以人代人（角色扮演）：以人代人是象征性游戏的高级阶段，孩子通过自己的形体动作、表情、言语等模仿或假装成所要扮演的人物，如孩子将自己假扮成老师等。

★　角色扮演的形式：根据角色扮演的数量以及角色与角色间的关系，角色扮演主要分为以下几种类型。

1. 原型角色扮演：孩子对角色原型的动作或其对物的操作进行模仿扮演，如模仿老虎走路、模仿飞行员开飞机等。

2. 互补角色扮演：每次有两个及两个以上的、互补的、以对方存在为条件的一种角色扮演活动，如医生与患者、老师和学生、警察和小偷等。

3. 关联角色扮演：在同一个游戏中，孩子一人承担多重角色，如既扮演司机，又扮演售票员等。

4. 同类角色扮演：孩子扮演同一类型的角色，如霸王龙和三角龙等，是同类角色之间的配合。

5. 想象角色扮演：角色出自文艺作品和传说，在现实生活中是不存在的，如神仙、妖怪、孙悟空等。

★　孤独症儿童角色扮演指导要点：在康复训练过程中，康复训练师可以通过建立角色扮演的游戏框架提高孤独症儿童的各项扮演能力，具体指导如下。

序号	教导目的	具体示例
1	真实与虚假	孩子知道自己正在假装他人，能分辨自己角色的真假，如孩子扮演老师，但孩子知道真实的自己是个学生
2	角色的理解	增强孩子对于真实生活的引导与体验 理解角色职责：如医生的职责是治病救人 知道角色间的关系：我是医生，和患者是医患关系
3	制订主题	我是老师，假装你迟到了等
4	转换时空	暗示某个环境的行为 弄出某种声音，如现在是晚上，这里好黑
5	虚构环境	这是我的城堡，那是你的 我们现在在太空中

续表

序号	教导目的	具体示例
6	建立角色	我当妈妈,我能修好这辆车(自我角色) 你是爸爸,你看看你往哪里去(其他角色) 我们都是怪物(共同角色)
7	虚构物体	给你钱(手势示意) 这个车给你(递出积木)
8	制订计划	假装你很小气(他人的计划) 这地方很恐怖,我要躲起来(自己的计划) 我们很快能扑灭火,再拿个水管过来(共同的计划)
9	结束游戏	我不想让你追我了(角色结束) 让我们玩……(前一游戏结束,进入下一个游戏主题) 我不玩了,我要走了(游戏结束)

游戏技能:结构游戏

结构游戏指孩子通过操作各种材料,进行物体构造的活动。包括积木、金属、塑料等多元化的结构材料,如拼图、积木、手工游戏、雪、沙子等。

结构游戏的条件:结构游戏是通过拼搭、接插、螺旋、编织、捏造等多种操作,建构成不同造型的活动,而想要造型逼真形象,则不仅需要一定的操作技能,还需要孩子具有一定的想象力和空间知觉能力。

孤独症儿童结构游戏的发展:根据结构游戏的难易程度,结合普通儿童发展规律,我们将孤独症儿童结构游戏的发展具体分为以下五个阶段。

序号	结构游戏阶段	儿童表现	范例
1	无构造意识	对材料进行排列、叠合等方式的操作	孩子只拿一部分积木,随意地摆弄
2	无意构造	无计划地构造,将材料进行无目的的连接合并,做成什么样就是什么样,做好了之后再根据作品的外部特征来赋予意义并命名	孩子拿起积木开始搭,觉得搭好的积木像拱桥,于是告诉大家我做了个拱桥
3	想象构造	有构造目的,根据自己的目的和对实物的表象进行操作,以实现构造目的	孩子想用积木搭一列火车,根据火车的样式去摆放积木

续表

序号	结构游戏阶段	儿童表现	范例
4	模拟构造	有构造目的,模拟实物进行构造,根据结构范例,在形状、大小、颜色等方面照图模拟	孩子看到一张火车图,尝试用积木拼砌一模一样的火车
5	自由构造	在想象构造和模拟构造的基础上进行创造性加工,即自由创作	孩子利用积木做了一列和大家做的完全不一样的火车,这个火车带有发射炮弹的功能

孤独症儿童结构游戏指导要点:孤独症儿童从无意构造发展到有意构造(想象构造、模拟构造),再到自由构造,除了需要孩子其他能力(如空间感、认知能力、想象力等)的同步发展外,成人的指导也是必不可少的。

★　教导孤独症儿童相关认知技能

1. 识别材料的能力:教导孤独症儿童认识材料的特征,如大小、长短、形状、颜色、凹凸等。

2. 材料操作技能:教导孤独症儿童掌握多种操作方式,如排列、黏合、组合、镶嵌、连接、编织、插扣等方式,主要提高孤独症儿童的手眼协调能力和物品操作能力。

3. 结构分析技能:培养孤独症儿童学会观看和分析结构模型,如平面图纸、立体构造品等。

4. 构造评价能力:主要提升孤独症儿童对结构进行评价和分析的能力,如拼得对不对、像不像、创造得特不特别等。

★　康复训练师指导的专业性培养

1. 提供材料的方法:对于缺少的材料可以采用两种方式提供,一是及时主动补足,支持孤独症儿童的构造或创作;二是提示孤独症儿童尝试用不同的办法解决(如替代:用两个短的积木代替一个长的积木;借用:向别的小朋友借等)。

2. 适时介入指导和支持:主要把握介入的时间点和介入的程度,在孤独症儿童操作兴趣、操作技能和认知学习之间取得平衡,确保充分发挥孩子构造的主动性和积极性,防止将结构游戏变成纯粹的学习或工作。干涉过多,孩子容易失去兴趣;不做干涉,孩子可能无法进步。

3. 及时鼓励和肯定:鼓励和肯定对于孩子积极性的培养和想象力的发挥具有非常重要的意义。要鼓励和肯定孩子的想法,哪怕这个想法有些稀奇古怪或不符合常理。

游戏技能：规则游戏

规则游戏是指由两人以上参加，以游戏规则判断胜负，具有竞赛性质的游戏。包括智力、动作技巧、运动能力一类的竞赛，如猫捉老鼠、老鹰捉小鸡（抓住就是胜利）；打牌、下棋、跳房子（赢了就是胜利）等。规则指向游戏结果，具有一定的形式化、规范化。

孤独症儿童规则游戏的发展：规则和竞争是规则游戏成立的两个条件。我们要教导孤独症儿童理解游戏规则，并理解参与游戏的所有人都必须遵守游戏规则，按规则进行活动。如知道犯规是不对的，犯规取得的胜利不算数等。

★ 重竞赛过程，忽略胜负结果：如孩子们一起在比赛跑步，能不能赢不重要，参与和享受跑步更重要。

★ 重胜负结果，不理会竞赛规则：我要赢，只要能赢，什么方式都可以。如贝贝、妈妈和爸爸玩抢牌游戏，贝贝眼看就要输了，急得大哭，爸爸分了一些牌给贝贝，最后贝贝赢了，他很开心。

★ 关注竞赛规则与胜负结果的联系：我们都想要赢，但是要公平地赢，要求大家都要遵守游戏规则。如比赛跑步，大家要在同一起跑点、不能超过起跑线，如果有人超过起跑线赢得比赛，则不算数。

孤独症儿童规则游戏的训练内容：根据孤独症儿童的实践特点，我们将规则性游戏训练分为体育规则游戏、音乐规则游戏、智力规则游戏、输赢心态建设四部分。

★ 体育规则游戏：以运动能力为主线的游戏，主要有以下几种。

1. 瞄准游戏：游戏规则是游戏者使用物品以不同的方法瞄准目标，然后进行打击或投掷，准确率最高者获胜。如套环比赛、滚球游戏、射击游戏、投篮等。

2. 比赛游戏：游戏规则是最快完成任务者获胜。如跑步比赛、两人三足、抢座位等。

3. 追逐游戏：游戏规则是抓到一人或所有人者获胜。如老狼老狼几点了、老鹰抓小鸡等。

4. 体育器械类游戏：游戏规则是坚持到最后的或得分最高者获胜。如拍球、踢毽子、吊单杠等。

5. 躲藏游戏：找到藏起来的人或物者获胜。如捉迷藏、找宝藏等。

★ 音乐规则游戏：是指在音乐伴奏或歌曲伴唱下进行的规则性游戏，如抢椅子、丢手绢等。这种游戏生动、有趣，很多孤独症儿童很喜欢这个类型的游戏。

★　智力规则游戏:智力游戏是以智力活动为基础的一种有规则的游戏,通过游戏让孩子在玩中认识事物、增长知识、发展智力。智力游戏种类很多,主要有以下几种。

1. 比较游戏:两人以上进行挑战的带有一定规则的智力游戏。如找不同游戏、石头剪刀布等。

2. 分类游戏:包括按物品的形状、颜色、大小进行分类的游戏。如松鼠与大象回家游戏(配对回家)等。

3. 计算游戏:两人以上比较看谁算得快。如西瓜西瓜几块钱游戏。

4. 记忆游戏:看看谁记得又快又好。如找找什么不见了游戏、密码门等。

5. 推理游戏:看看谁能最先推测出事件的因果及发展。如侦探游戏等。

6. 语言竞猜游戏:如比赛猜谜语,看谁最先猜出来等。

7. 口令游戏:根据指令做动作,做错了、做得慢就是输了。如老师说什么就做什么等。

8. 纸牌和棋类游戏:如五子棋、跳棋等。

★　输赢心态建设

1. 学会判断输赢:规则游戏存在竞争性,有胜负结果,那么就一定会存在对立的双方或多方,即具有对手。孩子能够自己判断输赢,如知道什么是输、什么是赢,知道什么样的赢才是真正的胜利,能够为了让自己取得胜利而积极努力地思考。孩子开始考虑规则是否公正,游戏参与者各方水平是否相当,如让一个9岁的孩子和一个5岁的孩子比赛提重物,孩子会认为双方能力不对等,故游戏本身的设置是不公正的,输赢不能算数。

2. 学会合理看待输赢:无论是体育游戏、音乐游戏,还是智力游戏,在设置或编制时要注重规则和竞争两个要素,有些孤独症儿童对于输赢结果过于在意,并容易引发相关情绪和行为问题时,我们可以采用以下策略来教导孩子合理看待输赢。①明确告诉孩子我们的期望行为,活动中每个人都有可能会输,也有可能会赢,赢了我们很高兴,但输了我们也不气馁,下次加油。输了时需要教导孤独症儿童用恰当的方式来面对"输"这个事实。②可以采用社交故事法,让孩子看看他人是如何对待输赢的,让孩子形成对待输赢的合理心理预期。③康复训练师在初期时适当为孩子淡化结果,如孩子输了,则马上进入下一个回合,并制造机会让孩子下次成功。对于输赢观念很强烈的孩子,可以避免强调他输了,以便初期干预的良性进行。④采用第三人示范法:如加入助教,并和孩子一起输,让助教以同理心给予孩子心理支持和同阵营伙伴的概念,并示范恰当的方式让孩子模仿,如我要再来一次、我下次加油等。⑤使用代币制:当孩子表现好或取得进步时给予强化,这种进步有可能是赢了的强化,也有可能是输了的时候能努力管控自己情绪时的强化。无论是哪种鼓励,都应该明确告诉孩子他被表扬的原因。⑥输赢机会的比例调配：有效控制孩子输赢的次数，初期时可让孩子多赢少输，并且输赢交叉进行。后期可以适当增加输的次数，让孩子有机会练习如何面对失败。

能力领域Ⅲ：社交技能

　　社交能力不足是孤独症儿童较为核心和突出的问题，他们常常缺乏主动的社交行为，如不会表现友善、不会主动交往、不喜欢他人的身体接触、不会分享、不懂加入他人的活动、不会安慰他人、不会与他人合作等，除了社会性动机不足外，社交技能也严重匮乏。

　　当孤独症儿童具备了主动去看、去留意他人与环境时，还需要学习如何与他人相处，如何处理面临的各种问题情境，如何让他人接纳和喜欢，而这些都是社交技能的一部分。社交技能从狭义上讲，是指个体与他人或群体在相处及交往中需要借助或发展的具体能力。如我想要和他人一起玩应该怎么做、我被人欺负了应该怎么办、朋友有困难了应该怎么做等。

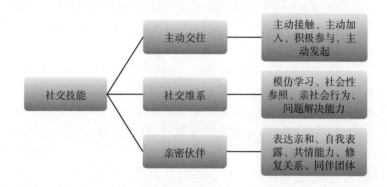

社交技能模块：主动交往技能

　　主动交往技能主要培养孤独症儿童正确友好地与他人接触，积极、主动加入及参与他人的活动，主动邀请他人加入自己的活动等技能。

　　主动接触的能力：在建立交往时，总有人迈出第一步，主动去接触另一个人，而另一个人应该作出反应。通过接触，孩子能让他人知道自己是愿意与他人交往的，这是打开交往大门的一项重要技能。主动接触训练主要包括以下技能。

　　★ 社会性微笑：教导孤独症儿童学习对人微笑，这是表示友好的一个方式。

　　★ 用愉悦的声音说话或打招呼：高兴的、愉悦的状态会给人以热情、友善、好相处的印象。如教导孤独症儿童友好地说："你好，东东。"不同的语气会影响人与人之间的交往关系。

★ 对他人的问好和要求作出回应：当主动接触者是他人时，教导孤独症儿童对他人的问好作出及时反馈，如"你好，小明，我也想要一起去超市。"

★ 询问信息：有时候建立交往的对象并不一定是孤独症儿童已经认识的人，在初次接触中可能需要教导孩子询问他人的个人信息，如你叫什么名字、你几岁了等。还可以教导孩子学习求助于他人，这也是一个交往的启动方式，可以是借用东西、询问路线等。

★ 提供信息：在初步交往过程中，教导孤独症儿童为他人提供一些自己的基础个人信息，包括年龄、性别、学校、班级等。如"我是可可，这是我第一次来这里玩。"

主动加入、积极参与的能力：主动加入是指已有同伴或成人在进行交往活动，孤独症儿童能够主动采用方法和技能加入他人的活动中去，遵守他人的规则，积极参与他人的活动。这个部分主要教导孤独症儿童加入前和加入后的社交策略。

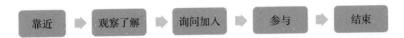

靠近 → 观察了解 → 询问加入 → 参与 → 结束

★ 加入（前）策略

1. 站在一旁观看：在正式加入前，我们需要教导孤独症儿童尝试靠近玩游戏的同伴或成人，学习与他人保持恰当的社交距离，既不会干扰他人，又便于观察他人。旁观是孩子收集信息的重要方法。

2. 学习观看的重点：教导孤独症儿童认真观察他人的玩法，目的是要了解他人的要求、观察他人是按什么顺序进行活动的、游戏的规则是什么等。

3. 观看的策略：教导孤独症儿童在观看的时候可以尝试和正在进行活动的同伴或成人说话，问一些问题、给一些建议，或打打下手、递送材料等。在一旁观看，通常是参与活动的第一步。

4. 打招呼并询问他人的意愿：教导孤独症儿童运用不同的方式打招呼，可以是直呼他人的名字或称呼，也可以是使用社交礼貌用语。同时，让孩子理解只有经过他人的同意方可加入活动，他人不同意则只能继续旁观，如孩子想加入游戏时，可以询问他人："彤彤，我能和你一起玩吗？"

★ 加入后策略（参与策略）

1. 教导孤独症儿童能够遵守他人的要求、听从他人的指示，遵守游戏的规则，并具有轮候等待意识，这是加入他人游戏的一个必要条件。

2. 教导孤独症儿童对他人的话语和行为进行积极回应，为了让他人理解自己,能用恰当的方式和内容进行沟通,能接受同伴的建议,也能给同伴提供建议。如孩子可以说:"我觉得可以把楼房搭高一些"等。

3. 教导孤独症儿童以宽容的态度对待他人及其需要,根据他人的需要来调整自己的行为。如参与游戏的同伴说:"我们还少一个患者",孩子可以说:"那我来当患者吧"。

4. 教导孤独症儿童在游戏中遇到困难及问题的处理策略。

困难及问题的处理策略

当参与过程中,遇到不明白、做不到或其他问题情境需要解决时,可以采用以下方式。

请教他人:不明白、不确定的时候可以询问同伴,如这样玩可以吗?

寻求帮助:如我打不开,你帮我好吗?

相互帮助:既能帮助他人,也能接受他人的帮助,如谢谢你帮我、我来帮你。

提出正当要求:轮到我玩了、给我玩一下、给我一块积木。

困难的时候试着做:我来试一试。

接受交换和主动提出交换:我们交换可以吗?

5. 教导孤独症儿童恰当地接受游戏的结束。当他人不想继续玩时,不管自己还想不想玩,即便意犹未尽,也能接受游戏的结束。

在这个阶段,成人要学会适时退出,邀请不同的同伴加入,为孤独症儿童与同伴互动制造机会,在孩子加入以及参与过程中给予适时、恰当的指导和协助。

主动发起的能力:主动发起是指孤独症儿童能够主动采用方法和技能邀请成人或同伴加入自己设定的或正在进行的活动中来。它包括两种类型的互动,一种是垂直关系的互动,向成人发起活动,如"妈妈,你和我一起玩躲猫猫吧";一种是平行关系的互动,向同伴发起活动,如"小明,我们一起踢球吧"。

★ **主动发起的过程**:孤独症儿童需要事先想好活动的主题,知道自己和他人都喜欢玩什么,接着确定自己想互动的对象,并邀请他人和自己共同活动。

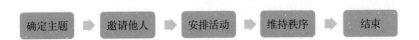

1. 确定活动主题并发起活动：首先教导孤独症儿童确定发起的活动是自己会的，并且确定游戏的道具已经准备好，如"这里有飞行棋，我们一起玩飞行棋游戏吧"。

2. 邀请他人参加：教导孤独症儿童运用恰当的方式邀请他人加入，这种邀请可以是邀请特定的人，如"琦琦，你要一起玩吗"；也可以是面对所有在场的人，如"我想玩飞行棋，有没有谁想一起玩的"。

3. 告知规则：教导孤独症儿童学会向他人完整表述自己的游戏规则，告知他人何时开始等。如孩子可以说："大家听我说，我们的活动规则是数到3就定住不能动，动了就输了"。

4. 安排他人的内容和行动：教导孤独症儿童要明确告诉每一个参与者角色或行动要求。如孩子可以说："我当裁判，你们当木头人，谁动了我就要拍谁的屁股"。

5. 维持活动秩序：教导孤独症儿童组织大家按顺序进行活动，如孩子可以说："现在轮到我当裁判了"等，主导者要让大家能够机会均等地进行活动。

6. 结束活动：教导孤独症儿童学习多种结束活动的方式，可以是结束所有的活动，如"我们不玩了，要回家了"；也可以是结束当前活动，进入下一个活动，如"我们不玩这个了，我们来跳房子"；还可以是结束当前活动中的身份或行动定位，如"你别追我了，轮到我追你了"。

★ 主动发起的指导策略：孤独症儿童在初学这个技能时，可能不知道究竟要怎样发起活动，这个时候需要成人在一旁进行指导，指导的方式主要有以下五种。

1. 当孩子不会发起活动时，给予示范：把握示范和机会的平衡，不要急于辅助，有时孩子可能只是需要时间来考虑。

2. 充分参与游戏：当孩子邀请成人参加活动时，成人要做到三点，即真心、投入、有趣，让孩子充分得到信任和鼓励。

3. 增加必要的支持物：当孩子不知道发起什么活动时，成人可以通过不同的方式来提示引导孩子，可以是提供材料，如积木，意味着孩子今天要玩的是积木游戏；也可以提供信息，如"小明可能不想玩，你看看还有谁比较合适"；也可以是提醒安全，如"这样做可能比较危险"；还可以是提供建议，如当孩子在活动进程中遇到困难时，提供处理意见等。

4. 待孩子完全掌握活动后，再让其主动发起该活动：孩子如果熟悉整个活动的规则、流程和事项，主动性就能更好地得到体现，才能更容易在不依赖成人的情况下自己处理和完成互动过程。

5. 尊重儿童的选择:活动中,部分孩子可能会改变规则,规则的修改可能不完全合理,但我们应充分尊重孩子的选择,实有必要时再给予建议,尽量不进行否定和拒绝,以免打击孩子的积极性。

值得注意的是,无论孤独症儿童是主动接触者、主动加入者、主动参与者还是主动发起者,积极、热情、认真投入的态度总是容易得到他人积极的响应,而这种积极、热情来源于良好的社会性动机和注意力的维持。

社交技能模块:社交维系技能

当孤独症儿童能主动发起、主动参与活动后,接下来我们就需要教导他学习一些特定的社交技能来维持交往的进行,包括学习与同伴友好相处、解决交互中的社会问题,进一步发展亲密伙伴关系技能等。

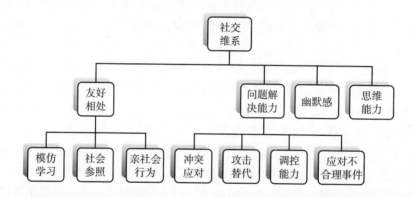

社交维系技能之友好相处:想要与他人友好相处,孤独症儿童需要建立主动学习的习惯和模式,采用亲社会行为和举动,以友善、友好的态度接纳他人,从而促进关系的进一步发展和深入。

★ 模仿学习能力:模仿学习,又称观察学习,是美国心理学家班杜拉提出的一种学习理论。人的行为习得的方式有直接经验学习和间接经验学习两种,一个是通过直接经验活动来学习,就是经历过就知道了。如孩子骑车时把手放开后就摔跤了,下次他就会在骑车时抓紧车把手。一个是通过对榜样的示范行为的观察、模仿而进行的,也就是看他人怎么做合适,自己也怎么做。在孩子模仿学习技能上,我们重点是要促进他有意识进行间接经验模仿。

1. 模仿学习的过程

A. 观察过程:孩子具有一定的社交注意力,能对他人、环境及外界作出观察行为,如专注看人、看物、看环境、留意他人说话等。只有看到了示范者或榜样的行为才有学习的可能。

　　榜样行为既可以通过言传,也可以通过身教来进行。言传就是给孩子提供一个行为模式的言语指令或描述,如吃完饭应该把碗放进碗槽里。身教就是给孩子提供一个行为模式,可以是生活示范(现场示范),也可以是象征性示范(观看电视、影片、图书等),如成人吃完饭就把碗放进碗槽里,然后让孩子也跟着这么做。模仿学习是一种榜样身教的过程,身教的效果更直观,对孩子的影响也会更大。

　　B. 记忆和配对过程:孩子能够记住他人说的话、他人做的事,知道什么是做一样的,什么是说一样的。有配对和记忆能力,孩子才能将他人的语言、行动转化成自己的语言和行动。

　　C. 判断过程:人们并不会将自己看到、听到的言行举止都表现出来,原因在于人会主动去判断行为的恰当性。孩子要能判断什么是可以学的,什么是不可以学的。"东施效颦""邯郸学步"这种方式不可取,要学习优秀的、好的、被他人夸赞的行为。如不可以学他人随地吐痰的行为,可以模仿他人排队的行为等。

　　孩子模仿判断的依据来自观察他人的行为是否得到强化。这种强化有可能是外部强化(如父母的表扬和惩罚)、自然强化(行为能解决问题,如把钥匙插入锁孔后扭动即可能打开门)和内在强化(能赢得成就和进步),得到强化的行为被模仿,得到批评和惩罚的行为要抑制。如看到姐姐大声说话被妈妈批评,孩子就不会大声说话;看到姐姐认真做作业被妈妈表扬,孩子也去拿本子写字。

　　2. 孤独症儿童模仿学习能力的训练内容:很多孤独症儿童缺乏模仿学习的能力,不会从自己的经历去总结经验,更不会从他人的经历中总结经验,很多认知、技能的学习都依赖于康复训练师一个一个地详细教导,这也是孤独症儿童的发展落后于正常儿童一个很重要的因素。模仿学习能力的培养应该引起广大家长和康复训练师的重视。

孤独症儿童模仿学习能力的发展的主要内容

　　√ 能模仿他人的动作:如模仿简单的身体动作、序列动作等。
　　√ 模仿他人的语言。
　　√ 模仿他人的表情。
　　√ 知道什么可以模仿,什么不可以模仿。
　　√ 能够在一段时间后进行回忆式模仿。

√ 模仿学习他人使用物品。当我们来到新的环境中，或拿到新的材料，不知道怎么使用物品和材料时，可以观察他人的做法来适应和学习。如到餐厅吃饭，餐桌上摆了一块毛巾，孩子不知道毛巾的用途，此时可以看看他人怎么使用这块毛巾，自己可以模仿使用。

√ 模仿学习他人在环境里的行为。多指孩子适应新环境、新场合的行为方式。如来到新城市坐公交车，或乘坐新的公交车班次，可以看他人乘车时怎么付费，自己仿照付费（刷卡、给现金、扫码等）。

√ 模仿学习他人待人接物的方式。多指孩子在面对不理解的、从未经历过的事件或事物时采用他人的方式来处理。如看到他人给路边的乞丐钱，自己也给乞丐钱等。

√ 模仿学习他人的说话方式或说话内容。如不知道同学的名字时，看看他人是怎么称呼的，然后模仿学习使用他人的叫法称呼这位同学。

√ 模仿学习不等同于常规意义的模仿。模仿学习不仅要求孩子会模仿，还要会思考，知道什么是可以模仿的，什么情境下可以模仿运用他人的言行举止，并能进一步灵活泛化这项技能，把模仿转化成自己的一种主动式学习方案。如模仿学习举手，孩子要能主动观察到他人怎么举手，自己能主动使用"举手"这个技能，且能在多个场合中恰当地运用，在语文课会用，数学课也会用；在学校会用，在外面的团体活动中也会用等。

★ 社会性参照能力：个体经验的习得除了模仿学习外，还有一个重要的习得方式——社会性参照。社会性参照能力的出现有利于孩子社会适应和社会观念的学习，对个体的认知、情绪、自我概念、社会性等方面的发展都有重要影响。

社会性参照主要表现为出现了不确定的情境，孩子发出寻求他人帮助的参照需求，他人给出参照信息，孩子在理解这些信息的基础上采取相应的行动。

1. 孤独症儿童社会性参照能力的训练内容：根据目前的研究，儿童社会性参照能力主要分为情绪信号的社会性参照和行为信号的社会性参照两种类型。

A. 情绪信号的社会性参照：当孩子处于陌生的、不确定的情境时，主动从成人面孔上搜寻情绪信号，然后采取相应行动。情绪信号可以是面部表情，也可以是声音、姿势、动作、言语等形式。

孤独症儿童情绪信号的社会性参照

√ 同意的参照:孩子在不确定情况下,参照他人的表情或情绪决定是否行动。如妈妈皱眉,表示不能拿这个东西或不能买这个东西等。

√ 获得澄清与安抚的参照:孩子在不确定的情况下,根据成人的反应来确定事情的性质或严重程度。如孩子摔倒了,妈妈的表情中透露出焦急和心痛,那么孩子就会认为这件事情很严重,会大哭;如果妈妈表现得很淡定,孩子就会觉得这没什么了不起,可能就是撅着嘴,不高兴而已。

√ 警觉性的参照:孩子在不确定的情况下,对害怕、恐惧情绪的参照。如面对老虎时,看到他人惊恐的表情,孩子也会意识到危险的靠近,要做出远离的举动或保持警戒。

√ 安全的参照:孩子在不确定时,去参照成人的反应来确定是安全还是危险。如走玻璃桥时,看到妈妈微笑或伸手,知道桥是安全的,是可以通过的。

B. 行为信号的社会性参照:在社会性参照过程中,康复训练师除了传递情绪信号外,还通过动作、手势、声音、眼神等对孩子的行为作出指导,教导孤独症儿童学会通过观察他人的行动来学习和模仿。

行为信号的社会性参照

√ 眼神参照:孩子在不确定的情况下,通过观察他人视线的指示找到正确的方向、位置和物品。如走到分岔路,会看妈妈的眼神提示是向左走,还是向右走等。

√ 手势参照:孩子在不确定的情况下,通过观察他人手势的指示找到正确的物品或人。如当孩子不知道使用哪个颜色的彩笔涂色时,会寻求成人的指示,根据成人的手指指示来拿取对应的笔。

√ 声音参照:孩子在不确定的情况下,通过观察他人声音的变化来确定自己行为正确与否。如掌声大,表示自己表现得很好、做得对;没有掌声,表示自己表现得可能不好;如表演时观众发出叫好声,会更加卖力演出;下面的人窃窃私语表示无心观看,就要调整自己的演出形式。

√ 动作参照:孩子在不确定的情况下,通过观察他人的行动,与他人行动保持一致。如孩子会保持与妈妈同样的方式来面对陌生人。

2. 社会性参照能力的教导过程:社会性参照的关键元素为不确定情境、参照者(孩子)、被参照者(成人及同伴)、参照物(表情、声音、语言、行动、身体姿势等)。

A. 建立情境让孩子产生参照需求:通过增加环境中的陌生因素或事件中的不确定因素,制造模糊指示、提供多种不确定选择等,让孩子需要从他人身上寻找信息获得支持。

B. 教导孩子表达自己的参照需求:可以教导孩子通过目光交流(如转头看父母)、指点物体、出示物体或简单的言语沟通来表达参照需求。如孩子可以说:"妈妈,我可以走这边吗?"

C. 教导孩子对情境的理解:孩子需要通过多种途径进行信息的收集,其接收的社会性参照信号可能有多种,如面部表情、声音、姿势、动作、特定的肢体语言等。在日常生活中,这些参照信息可能不是单一存在的,往往共同发生作用,孩子在社会性参照过程中会结合自己不确定的情境和被参照者给予的信号,把这些线索联系起来形成与情绪、行为信号相一致的理解。如他人给自己饼干吃的时候,孩子不知道能不能要,会去看妈妈,如果看到妈妈摇头,就理解为不可以吃他人的饼干。

D. 教导孩子采取恰当的参照反应:孩子在获取信息、了解意义之后要作出相应反应,体现的是具体做什么、说什么的过程。如上文说的,不可以吃他人的饼干时,孩子可以对他人摇头说:"谢谢你,我不吃。"

社会性参照的过程不是单一回合的,孩子有可能在解决不确定性的过程中进行多个回合的参照,而被参照者也需要根据参照者(孩子)的反应进行参照点的调整。所以社会性参照是一个双方交流、协调和持续直至不确定性解决的过程。

3. 社会性参照的作用:社会性参照和模仿学习是一种间接学习方式。社会性参照告诉了孩子如何感受事物、如何应对事物,从而使个体适应外部环境。

A. 能尽快帮助孩子适应环境及环境的要求:初期由于语言能力发展有

限,社会性参照信号和模仿行为就成为孩子获得外界信息反馈、适应社会环境的主要途径,对个体生存和发展具有极为重要的意义。

B. 是个体经验习得的重要方式:社会性参照行为的发生,使孩子与成人之间产生了连接,包括分享对当前事件的理解、共同的愿望、共同的感情等,从而有效地推动孩子探索和理解事物的过程,也有助于获取他人的帮助,从而得以良好的生存和发展。

C. 是其他能力发展的基础:孩子通过他人给予的正面或负面示范和信号,可以获得人际交往的恰当行为与反应模式,发展适应更复杂的社会环境的能力,能促进包括认知、动作、个性、情绪、自我意识、思维等社会性能力的发展。

4. 社会性参照和模仿学习的比较:社会性参照和模仿学习之间互有不同,但又互相交融,总结如下。

相同点	1. 都是一种间接的学习方式 2. 都能促进孩子适应社会的发展 3. 都是其他能力学习的基础
不同点	1. 孩子行为引发的刺激不同:社会性参照是针对一个不确定情境引发的;模仿学习是一种将他人行为进行迁徙的过程,它有可能存在问题情境,有可能不存在 2. 孩子与他人之间的关系:社会性参照存在反复确定他人意图的过程,并解决不确定的问题情境;模仿学习不需要去确定他人的意图,重点在于观察他人言行举止方式是否能被强化,是否能解决问题
联系	社会性参照里有模仿的成分,模仿学习里也有参照的成分

★ 亲社会行为:孩子通过亲社会行为,如安慰哭泣的伙伴、帮助他人完成任务、分享彼此的物品和心情,在此过程中可以让孩子产生满足感和价值感,"我是重要的""我是有价值的""我是被需要的"等,从而建立与他人更积极的情感反应。如看到他人在哭,会把自己喜爱的玩具拿给他人。亲社会行为是人与人之间形成和维持良好关系的重要基础。

亲社会行为表现

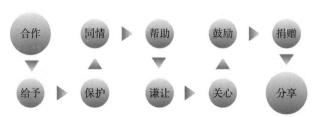

1. 孤独症儿童亲社会行为训练内容:虽然亲社会行为的表现很多,但在孤独症儿童社会性发展模块里我们将重点阐述合作、分享、助人、安慰四种亲社会行为的发展和训练内容。

A. 合作行为

√ 孤独症儿童合作行为的训练内容:合作能力的发展是儿童社会化水平的重要指标,孤独症儿童的合作能力的训练主要包括以下几个方面。

协商求同能力

主要是培养孤独症儿童对共同目标和共同计划的认知,协商求同能力主要是让大家目标一致、行动计划一致、想法一致等。如大家都想玩积木,分开玩积木不够,谁都玩不了,采用的方法是大家一起玩。协商求同能力的策略有以下四种。

听取:倾听他人提出的方案,考虑方案是否合理,是否认同。

提供:针对合作提出自己的方案,提供方案时需考虑他人的立场和想法,必要时可以作出让步,达成一致性意见。

反思:当有不同意见和不明白的地方时,会积极与对方协商,努力找出双方想法不一致的地方,修正和补充自己原来看法中不正确、不完善的地方,确定想法一致。

服从:小组合作中,学会服从组内大多数人的正确意见或服从组长的安排。

学会合理分工

明确任务和目标后,根据每个人的特点来分配任务。分工合理包括明确任务、明确要求及明确合作方式三个方面。

明确任务:有可能是每个人做不一样的事情来完成的共同目标(如打扫教室,分配小明扫地、小刚擦黑板、小军丢垃圾等);也有可能是大家做同一件事情,在同一件事情里每个人的要求不一样(如抬桌子,分配小明抬前面,小刚抬后面,小军抬左边等)。

明确要求:对于每个合作者的任务和行为提出具体的要求和标准,如前文说的分配扫地任务,要具体到清扫的范围、清扫的标准等;合作舞台剧表演,除了明确每个人扮演的具体角色外,还需要确定剧本的任务动作和台词等具体要求。

明确合作方式:明确合作进行过程中的次序和规则,包括同时进行、轮流进行等。如合作画画,你先画,我后画;我唱歌,你跳舞等。

实施合作行为

实施合作行为主要包括两个方面:一是合作成员均需做到主动配合执行,不仅要求自己哪怕存在困难也会想办法解决问题来达到共同目标,同时要求合作中的同伴在合作过程也按照方案执行。二是当有人不遵守合作方案和规则时,给予必要的提醒,以确保能够完成合作。

√ 孤独症儿童合作行为培养策略:共同目标、个体间的相互配合与协调是合作的两大基本构成要素。在孤独症儿童合作能力的提升上,可采用以下两种策略为孩子创设同伴交往与合作的机会。

策略1:提供问题情境让孩子合作解决问题。孩子需要协商才能继续维持活动的进行,而最有效的方式就是彼此合作。

问题情境

1. 有一个特别好玩的玩具,两个小朋友都想玩,怎么办?

2. 有两筐很重的玩具,两个小朋友一人搬一筐谁都搬不动,怎么办?

3. 在玩娃娃家的时候,有两个小朋友都想当妈妈(爸爸),怎么办?

4. 有两个小朋友在积木区玩,他们各自搭建各自的积木,结果谁的积木都不够用,怎么办?

策略2:组建合作学习小组。合作学习小组是一种能够让孩子在小组中互助合作,达成共同的学习或活动目标,并以小组的总体成绩为奖励依据的一种教学模式。如合唱团、互帮互助学习组、弹唱小组等。合作学习小组有三个关键因素:合作、共同目标、共同荣誉。在实际教学中,成人可以根据孩子的心理特点,采用多种活动方式,培养孩子的合作能力。

B. 分享行为:分享行为指孩子把属于自己的物品、权利、兴趣、经验、思想或情感与他人共同享用的行为。孩子把玩具分给他人,如"这是我的汽车,给你玩"或"我有好吃的,给你吃"等。

√ 儿童分享行为的发展:分享行为的出现具有一定先后顺序,主要分为以下几个阶段。

第一阶段:孩子的分享行为是直接给同伴玩具,但这个时候孩子还不具有真正意义上的分享行为,这个阶段的孩子在得到他人明确需要或要求的条件下才表现出牺牲利益的主动分享行为。

第二阶段:孩子分享行为更多以成人或规则作为判断的依据。如成人要求孩子把自己得到的过多的东西分给其他人时,孩子会非常慷慨地与其他人分享自己的所得。孩子分享行为表现为轮流使用、共同游戏和主动性交换使用的特点。

第三阶段:孩子出现了公平分享(对等分享)和利他分享行为。孩子认为如果自己表现了分享行为,他人也应该表现出同样的分享行为。

第四阶段:公正分享逐渐占主导地位,如孩子在回答分享行为的原因时会说"助人为乐是美德"等。

√ 孤独症儿童分享能力训练内容:孩子的分享行为包括权威分享行为、规则分享行为、公平分享行为、利他分享行为和公正分享行为五种,而分享的实质又包括物品、权利、兴趣、经验、秘密、活动、观点、思想或情感等。孤独症儿童分享能力的发展内容具体分析如下。

分享类型	分享表现
权威分享行为	1. 在成人的要求下,孩子把自己过多的物品分给其他人(如"把你的饼干分一块给琦琦吃") 2. 在成人明确需要或要求的条件下,进行主动分享(在"大家都要分享"或者"愿意分享的人大家会更喜欢他"的要求下,孩子将自己的物品分享给他人)
规则分享行为	1. 主动对物品和地盘进行轮流、主动性交换以及共同使用、平分、使用替代物、妥协式等分享方式 2. 主动与他人分享自己的奖品、食品、玩具、想法、权利、态度与情感、兴趣、经验、活动、秘密等
公平分享行为	1. 要求他人与自己对等分享奖品、食品、玩具、想法、权利、态度与情感、兴趣、经验、活动、秘密等 2. 对于曾经给予自己分享和帮助的人,孩子愿意主动提供分享和帮助
利他分享行为	1. 因为同情他人而主动让步作出的分享 2. 不求回报,无条件地分享等(如赠予、礼让等)
公正分享行为	分享时考虑是否公正(如分享食品给两个小朋友,会考虑两人是否机会均等、获得的食品是否一样等因素)

分享行为是逐步出现的,初期不要过于强迫,否则会适得其反,让孩子产生对于分享的抵触情绪。我们更多的是引导孩子体验分享的快乐、体验分享带来的"好处",如奖励、好的朋友、好的关系等。

C. 助人行为:我们常常听到这样的话"助人为乐""互帮互助""力所能及"等,这些都是对助人行为的一种描述。如孩子小时候帮助父母做家务,长大了帮助照顾弟弟、妹妹,帮助同伴解决问题等。

√ 儿童助人行为的发展:助人行为并不是与生俱来的,是通过后天的培养和学习获得的。如果父母常常帮助他人,孩子就会在潜移默化中喜欢帮助他人。孩子的助人行为会经历从"想"到"行动"一系列过程,包括察觉他人的需要、权衡是否为他人提供帮助和实施具体帮助行为。如丽丽留意到琦琦大声哭泣,了解到琦琦弄丢了自己的娃娃,于是丽丽决定帮助琦琦一起找娃娃。

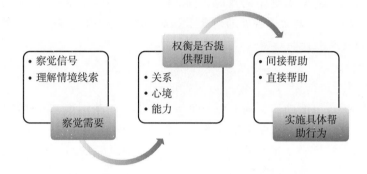

√ 孤独症儿童助人能力的训练内容:儿童助人能力的训练主要包括三个方面,即察觉他人的需要、判断是否给予帮助、提供具体的帮助行为。

教导儿童察觉他人的需要

助人的首要条件是他人需要帮助。我们首先要引导孤独症儿童觉察问题情境的出现和存在,察觉他人陷入困境的信号,然后再教导孩子正确地理解和识别他们所察觉到的信号。如小明打不开杯子,急得大哭,需要关注;可可大喊"救命",意味着可可遇到了危险,需要帮助。

教导儿童学习判断是否给予帮助

如孩子意识到有人需要帮助,他就要决定是否应该采取行动。主要教导孩子考虑以下两个因素。

与需要帮助者之间的关系:孩子需要思考"我和他关系怎么样",如果是自己喜欢的或是熟悉的人,孩子应该帮助他人。这个步骤主要解决孩子"我要帮助他吗"这个问题。

对自我能力的认知:教导孩子学会对自己能力进行评估,如果觉得

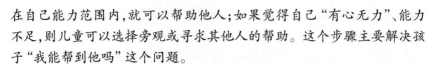

在自己能力范围内，就可以帮助他人；如果觉得自己"有心无力"、能力不足，则儿童可以选择旁观或寻求其他人的帮助。这个步骤主要解决孩子"我能帮到他吗"这个问题。

提供具体的帮助行为

孩子的帮助行为包括两种方式，即直接帮助行为和间接帮助行为。

直接帮助行为：孩子通过自己的行动直接帮助他人解决问题。如自己帮助他人修好物品、帮助他人完成任务等。

间接帮助行为：孩子根据情境选择寻求第三方来帮助他人，当孩子觉得自己不能解决这个问题时，可以向老师、家长、警察等成人进行求助，让成人来帮助需要帮助的对象。如丽丽落水，琦琦选择大声呼救，找旁边的成人来救助丽丽。

当然，孩子可能会在实施上述三个步骤中遇到一些困难，如可能曲解了情境线索，采取的行为方式是不恰当的。尽管孩子的行动结果不一定是成功的，如帮倒忙，但只要孩子的表现是亲社会的，则需加以鼓励，并在后期做好引导工作。

D. 安慰行为：安慰行为是指孩子在察觉到他人出现消极状态时（如哭泣、烦恼、沮丧、懊恼等），通过语言或行动的方式去帮助他人消除消极情绪，让他人逐渐恢复平静、心情愉悦和开心起来的行为。如小明考试发挥失常，很难过，琦琦安慰他说："小明，没关系，只要你努力学习，下次一定能考得好成绩。"

√ 孤独症儿童安慰能力的训练内容：包括言语安慰、非言语安慰、用行动安慰三部分。

学会用言语安慰他人

孩子用言语安慰他人，如"这没什么大不了的""这并不糟糕""我们还有机会"，或说笑话逗他人开心等。如弟弟在玩石头剪刀布的游戏时输了，很伤心，孩子可以安慰弟弟说："没关系，我们再来一次就又有机会赢回来了"。

学会用非言语安慰他人

可以采取微笑、扮鬼脸逗弄、抱抱难过的朋友，摸摸、吹吹同伴受伤的地方以及轻轻拍拍他人的背等方式来安慰他人。

学会用行动安慰他人

通过采取行为动作的方式来安慰他人，主要有以下四种形式。

书信形式的安慰：通过写信、发邮件及信息等形式来达到安慰人的目的。

赠送礼物作为安慰：在他人难过时，赠送礼物表示安慰。如小朋友在幼儿园门口不愿意妈妈离开，老师请小朋友吃糖果表示安慰。

陪伴式安慰：给予被安慰者"我在你身边支持你"的一种无声安慰形式，包括陪着发呆、陪着难过等。

以实际帮助他人的行动来表达安慰：当他人遇到困难时，给予直接的行动帮助他人解决困难，从而达到疏解他人情绪的目的。如妈妈要走了，弟弟的鞋子还没穿好，急哭了，孩子帮助弟弟穿好鞋子。

√ 孤独症儿童安慰行为的实施要点：安慰行为在具体实施时关键要掌握好以下四个要点。

要点1：认真倾听。认真听被安慰者伤心、委屈、沮丧等消极情绪的来源，为有针对性地进行安慰行为做好铺垫。如询问难过的弟弟"你怎么了？"

要点2：共情。对他人的处境表示同情和同感。这是安慰者产生安慰行为的动机来源，也是他人感受安慰者真诚度、是否接受安慰的判断因素。

要点3：提供帮助资源。针对他人的消极情绪引发的因素，提供具体可行的帮助来消除不利因素。如东东打破了花瓶，害怕妈妈的责备而哭泣，这个时候可以安慰东东说："我觉得你可以主动向妈妈承认错误，我相信你妈妈会原谅你的。"

要点4：保持希望。消除他人的消极情绪，重点是要指出他人这种消极情绪其实是没有必要的，事情并没有那么糟糕，只要我们采取相应的方式就能扭转局面。如可以采用现身说法的方式："这没什么，我以前也投不进去，后来我每天努力练习，你看我现在投篮很厉害吧。"

2. 孤独症儿童亲社会行为的培养策略

A. 创造适于儿童亲社会行为发展的环境

√ 成人：作为成人，应该做到以身作则、言行一致，成人自己具有亲社会行为，对孩子而言是一种表率，能有效地在无形中影响孩子亲社会行为意识。

√ 同伴：重视同伴之间的交往和评价，建立孩子的榜样行为。创造亲社会行为氛围，即大家都愿意帮助他人、大家都愿意分享等。

√ 注意媒体影响：进行媒体内容的筛选，让孩子观看一些亲社会行为的正向的影片或者文字作品,并与孩子共同分析他人行为的利弊。

B. 发展社会认知和自控能力:很多孩子因为自身因素,如社会认知能力不足、自我概念模糊,不会从他人的立场思考问题,缺乏移情能力,对社会规则的认知有限,导致更多地出现敌意行为,而非亲社会行为。针对这种情况,我们可以采取如下方法。

√ 培养孩子的爱心、同情心和责任心,建立亲社会的自我概念,加强孩子社会认知和移情能力的提升。

√ 创造机会和情境让孩子练习亲社会行为,如制造材料不足的情境,让孩子练习分享。

√ 直接指导孩子采取亲社会行为。建议孩子去帮助人、同情人、主动分享和合作等,如"妈妈抬不动,你帮妈妈抬一下"。

√ 采用游戏的方式让孩子体验亲社会行为的好结果。

√ 通过加强对亲社会行为的推理来说明问题,对孩子解释说明亲社会行为的好结果,如我们安慰宝宝,宝宝就会不再伤心,我们帮助妈妈,妈妈就没那么辛苦了等。

C. 行为强化法(表扬、鼓励、奖赏等):成人可以通过表扬、鼓励、奖赏等方法来指导孩子共同合作。活动中或生活中,成人可以观察和引导孩子作出合作行为来解决问题,如提示、直接要求或者帮助孩子作出亲社会行为,当孩子表现出相应的行为时要及时给予肯定和鼓励。可以强化孩子亲社会行为的结果,如"你们搭建的桥真漂亮、真牢固",也可以强化孩子亲社会行为的过程,如"你们两个人合作得真好""你能分享真棒"等。当孩子表现出亲社会行为,被他人拒绝或误解时,成人要及时给予鼓励和支持。

社交维系技能之解决问题的能力:在孩子和他人相处过程中,不一定是和谐的,由于孩子技能、知识的缺乏,会出现各种问题情境,如冲突、攻击、矛盾、误会等,在应对这些问题情境时,除了必要的应对技能外,还需要孩子具备灵活的思维能力和幽默感来巧妙化解。

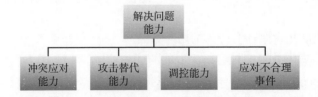

★ 冲突应对能力:同伴冲突是指由于想法差异、分歧导致孩子之间发生的一种相互对立的行为过程。如两个人都想要同一架飞机。冲突时可能以语言为反应方式来表现对立,如争吵;也有可能是以身体动作上的行为反应方式来表现对立,如打架等。

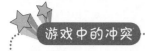

乐乐、小明两个人在玩恐龙游戏,乐乐是恐龙队长,他们玩了好一会儿。

乐乐(假装在看地图):"快跑!前面是火山!"

小明:"乐乐,轮到我当队长啦!"

乐乐不理小明,继续假装在看地图。

乐乐:"坏了,左边也不能走,也有火山!大家快后退!"

小明:"我要当队长,我还没有当过队长!"

乐乐依然不理会小明,继续当队长指挥大家。

小明:"我不玩了。"

乐乐:"那好吧,你只当一次队长可以吗?"

小明和乐乐又一起玩起了恐龙游戏。

在上述冲突情境中,乐乐学会了使用退让妥协的方式来维持互动的进行。冲突对于人际交往来说,更多的是制造情境,让孩子从不同情境和问题中学习不同的社交应对技能。

1. 孤独症儿童冲突应对训练内容:在处理交往中的冲突情境时,孩子可以采取不同的手段或方式,主要有以下几种形式。

A. 互惠式冲突应对:冲突双方以协商、解释说理、物品交换、轮流、共享等形式结束冲突,冲突双方均可以得到一定程度的满足,结果对于双方都是有利的。同伴间产生冲突时,会采取共同使用玩具或协商先后顺序的方法使游戏得以继续。如在老鼠和猫游戏中,孩子们轮流扮演猫以满足"大家都想当猫"的愿望。

B. 让步式冲突应对:为达成共识,一方作出让步或双方都作出一定程度地让步,包括折中、退让等方式。如丽丽和莎莎在搭积木,两人抢着往上搭,结果积木总是掉落,后来丽丽转为递送积木,两个人配合搭建出了一座漂亮的房子。

C. 求助式冲突应对:冲突出现时,孩子求助第三方出面解决冲突问题。当孩子向教师或成人求助时,教师和成人应给予及时反馈,但反馈的重点应该在于引导孩子自主解决冲突。成人在进行冲突协调时,可以采取以下七个步骤。

步骤	过程	指导内容
1	开始介入	协调者制止冲突(攻击行为或争吵)、掌控有争议的物品,进行询问。如"发生了什么事""我会暂时帮你们保管,等问题解决了再还给你们"
2	澄清想法	以每个孩子的观点为基础澄清冲突,正确地理解每个孩子的观点,让他们各自表达自己的愿望,也帮助孩子澄清双方的立场。如:"琦琦,你想要什么"
3	确定问题	从双方的角度来解释冲突,明确每个孩子在问题的产生和解决上都有责任。成人陈述了问题的存在并指出必须找出一个解决办法。如"大家都想玩,那应该怎么办呢"
4	提出选择	可以要求发生争执的孩子或旁观者提出建议,对每个建议都给予重视,并让孩子分析,以便进行选择。如"丽丽,琦琦说大家一起轮流玩,你怎么想"
5	一致意见	让孩子对行动计划达成一致意见,通常要求每个孩子都作出某些让步。如"你们决定轮流玩,这真是个不错的主意,来试一试我们的办法,看能不能解决问题"
6	确认方法	对所有孩子确认问题的解决方法和过程。如"你们轮流玩,琦琦你先玩 5 分钟,就轮到丽丽了,丽丽也可以玩 5 分钟"
7	实施方案	在实施过程中坚持协商的办法和程序。如果不会,给予协助和示范;如果方法不成功,再重新协调冲突

D. 回避式冲突应对:冲突出现时,孩子采取离开冲突情境、回避或忽略冲突争议问题等方式。如丽丽和莎莎一起玩拼图时,丽丽因为拼得比较慢,很生气,所以大发脾气,莎莎走到旁边去拿七巧板玩。

2. 培养孤独症儿童冲突应对能力的渠道

A. 移情训练法:冲突的产生在很大程度上是因为孩子移情能力不足,无法理解和共享他人的感情,无法站在对方的立场思考问题。提高孩子的移情能力,能有效地抑制冲突的发生。

B. 情境表演法:是让孩子模仿某种具体的冲突情境,扮演其中的角色,在模拟情境中练习如何面对冲突,以及提升相应的应对技能。

C. 榜样观察法:根据不同的冲突类型分别设计故事、儿歌或视频,通过讲故事、听儿歌或看视频的方式让孩子体验积极的冲突应对策略的好处,同时成人表扬故事、儿歌或视频中人物应对冲突的双赢策略,鼓励孩子效仿。

D. 日常训练法:在日常生活中或活动中寻求机会,创造条件进行冲突教育。如在游戏活动中,对于玩具(如车)就少准备一些,让孩子学习解决材料不足引发的冲突问题。

E. 加强冲突应对能力的练习：先分步骤、分场景地将应对冲突的技能进行逐一练习，熟练后再让孩子到自然情景中去泛化。孩子的冲突应对能力主要表现为社会性调适能力，即人们为了适应某种环境，避免、减少或消除对立冲突，配合共同的行动，以达到共同生活的目的，便部分地改变自己的行为模式和生活方式。社会性调适方式主要有以下内容。

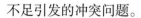

社会性调适方式

　　和解：互动双方改变原有的敌对态度，彼此容纳、建立友好关系，如"算了，我们不要吵了"。

　　妥协及退让：互动双方通过订立一些条件而暂时平息冲突，如"好吧，你先玩，但是过了 5 分钟，你就要给我玩"。

　　容忍和原谅：暂时采取克制的态度以避免冲突的发生，有时候要学会放弃自己的主张和坚持，原谅他人的过失，如"车给你玩吧，我去玩积木""没关系，你下次要小心点"等。

　　调解：申请由第三者出面对双方矛盾加以调和，如"老师，我们都想要这个玩具，你来说说给谁"。

　　仲裁：申请由第三者的裁决来解决双方的矛盾，如"老师，你来评评理，谁做错了"。

　　顺从：有意识地改变自己的习惯行为以适应社会的需要。有时候是因为自己犯错导致冲突的出现，则需要主动承认错误，道歉并修正自己的行为方式。

　　以合作的方式化解冲突：如交换、轮流、共享等形式。

　　处理专横：对于霸道的行为表示抗议，并努力协商获取相应的机会。

　　处理竞争：意识到竞争的存在和合理性，合理看待竞争引发的冲突，如合理看待竞争关系和竞争结果。

　　协商：出现冲突，双方互相了解对方的想法，以便寻求一致的解决方案，如"你想要怎么办呢"。

　　表达个人权利、需要和感情：如"我想要一个选择的机会"。

　　解释说理：提出解决方案后给出解释理由，如"这样做，我们每个人都有机会玩"。

　　用非暴力方式解决冲突：如折中、跳过、采用备选方案等。

反对不合理的要求：如"不，你最后选，现在轮到我了""不，我不能给你彩笔，因为我还没用完"。

接受合理的不同意见：如"好吧，就按你说的做，我确实没想过那个问题"。

★ 攻击替代能力：攻击行为是指对他人、事物、财务等带来有害后果的行为，包括伤害或毁坏性、厌恶性等各种不同成分。攻击行为有的是有意攻击，有的是无意攻击。孩子采用最多的攻击行为是拍、拉、推、踢、咬、打、抓等，有时还会用整个身体去挤撞妨碍自己的人。

1. 攻击的类型：攻击行为的分类比较多样，本书中，我们将攻击行为分为身体攻击、言语攻击、间接攻击。

A. 身体攻击：指攻击者利用身体动作直接对受攻击者实施的攻击行为，包括打人、踢人和损坏、抢夺他人财物、侵犯他人的权利、校园欺凌等形式。如琦琦打了小明。

B. 言语攻击：指攻击者通过口头言语形式直接对受攻击者实施的攻击行为，包括骂人、羞辱、嘲笑、讽刺、起外号等形式。如小明大声地说："琦琦，你这个小黑妞"。

C. 间接攻击（关系攻击或心理攻击）：指攻击者通过操纵第三方间接对受攻击者实施的攻击行为（不是面对面的行为），包括造谣、离间关系和社会排斥等形式。如琦琦动员小伙伴都不要理小明。

2. 攻击行为的因素：孩子发生攻击行为都有其特定的原因，有的是为了获取物品、空间、权利等，如"你抢我的玩具，我就打你"；也有的是恶意的敌意行为，如"我看不惯琦琦，我就想欺负她"。分析攻击行为的因素有利于我们教导孩子更好地应对攻击行为。

A. 生物学因素：很多研究认为男生比女生更具有攻击性，喜欢用武力和暴力解决问题。但在实际生活中，这只是攻击行为的部分客观因素，不是唯一因素或重点因素。

B. 挫折导致攻击性：攻击的强度同目标受阻碍程度呈正比例关系，很多孤独症儿童怕输、怕困难、怕失败，一旦受到挫折就容易出现攻击行为。

C. 线索歪曲假说：孤独症儿童由于心智解读能力不足，容易对社交互动中他人的举动产生误解，认为他人是有敌意、故意的而发生攻击行为。如一个孩子这样描述：有一天，他在去往公园的路上，有一只狗一直冲着他叫，他认为狗是在对他示威，于是他一直念叨要拿棍子去赶走那只狗。

D. 直接指导：孩子攻击他人可能只是顺从成人的期望，如父母说"有人欺负你的时候你就打回去"等。

E. 外界无意的强化：在攻击他人时，他人由于害怕、软弱而屈服于攻击之下，孩子的攻击行为得到关注，达到了预期效果，无意中强化了攻击行为。

F. 模仿：由于熟悉的成人或同伴具有攻击行为，孩子也会采用攻击行为来解决问题。如妈妈喜欢采用打骂的方式对待孩子，那孩子也可能喜欢用这种方式对待他人。

G. 媒体攻击榜样：如观看一些电影中的暴力画面，孩子通过模仿习得了攻击行为，在生活中采用不恰当的暴力行为处理事件。

H. 缺少知识和技能：由于语言能力和知识的匮乏，孩子出现攻击行为，以攻击替代表达和维护。如为了保护自己的东西不被他人拿走而殴打对方。

3. 孤独症儿童应对攻击行为的训练内容：孤独症儿童攻击行为应对能力不仅包括自己出现的攻击行为的应对，还包括应对他人的攻击行为。在攻击行为的处理上，可以采用部分冲突应对策略，同时也可以采用下述的方案。

A. 自我攻击替代行为的建立

√ 学会应对他人的拒绝：接受他人的拒绝，或者对他人的拒绝采取合理、恰当的策略，如说服、交换、协商、合作等。

√ 教导亲社会行为：亲社会行为和攻击行为是一组相对应的行为方式，孩子亲社会行为越多，攻击行为就会减少。

√ 提高自我调控能力：很多攻击行为来自孩子的一时冲动，或者受情绪支配，故提高孩子的自我意识、自我调控和管理能力，能有效减少攻击行为。

√ 知道攻击人是不好的行为，抵制攻击行为模式的输入：如拒绝观看暴力视频或电影、拒绝他人让其打人的指示、抵制模仿他人攻击的行为等。

B. 应对他人的身体攻击

√ 培养果断行为，保护自己的权利和物品：果断行为是与孩子的自主感联系在一起的，知道这是自己的，那是他人的，针对自己的物品、权益要去维护，如"这是我的，你不可以拿""我没有同意，你不可以拿我的东西""你应该排队"等。

√ 不容忍攻击行为："不要这样叫我"或"别推我"。

√ 站出来反抗不公平的待遇："插队是不允许的""打人是不对的""你打人的话，我会告诉老师"等。

√ 提高学习技能：包括提高孩子的心智解读能力、思维能力和语言能力等。

√ 学会求助：当受到他人攻击而自己无力应对时，可以向同伴、老师、家人求助，尤其是在面对校园欺凌的时候。

√ 休息／暂停：当发生矛盾时，暂停与他人的活动来避免攻击行为的出现。

C. 应对他人的言语攻击：面对嘲笑、讽刺和反语等言语攻击时，可以采取言语回击、不理会、告诉成人或家长、寻求同伴支持等方式。

D. 应对间接攻击：面对他人的造谣、离间和社会排斥时，采用言语澄清说明，学会联系和建立自己的同伴团体来面对攻击，要求攻击者道歉等。

★ 调控能力：调控最大的魅力在于它可以消除相处中不和谐、不合拍的因素，让两人之间的行动通过调整保持一致，如整齐划一的队列、形影不离的朋友等。这些都需要两人或多人之间保持同步行动，并针对不同步、不和谐的情况进行调控。这个技能的掌握也能有效提高和解决孩子日常外出活动的危险性，如很多孤独症儿童外出时不知道与妈妈保持同步，造成了很多走失和寻人情况。

1. 练习调控自己以便保持同步活动：由于每个孤独症儿童的特点不一样，在实际生活中会存在有的孩子行动敏捷、反应迅速，有的孩子行动表现缓慢，这个时候为了保证同步活动效果，孩子需要调整自己的行动，与他人保持同样的步调和方式。如抬东西，有的孩子走得快，有的孩子走得慢，如果双方不能调整彼此的步速，就会导致活动无法顺利进行，这时需要走得慢的人稍微加快步速，走得快的人稍微降低步速等。同步活动主要包括以下三种形式。

A. 步调一致：我快你快，我慢你慢。

B. 声音一致：主要针对合唱式集体活动，不适用于沟通和谈话项目，如我说你也说、我唱你也唱、我安静你也安静、我大声你也大声、我小声你也小声。

C. 行动一致：我动你也动，我停你也停。

2. 共同调控以便改变"不和谐"：当出现不和谐的同步活动时，如孩子没办法跟上他人的速度和思维，凭借自身的努力没办法进行同步活动时，就需要要求他人进行调控。

A. 要求他人放慢速度，来共同调控：这种速度不仅是行动的，也可以是思维的。如"你等等我，我跟不上你""你说慢一些，我想不过来"等。

B. 要求他人改变方式，来共同调控：如果无法进行同步配合，孩子可以要求他人改变方式，如"这么高的音，我唱不上去""这么高的球，我接不到"等，要求他人进行调整来达到共同调控的目的，如"你球打低一点儿""你音唱低一点儿"等。

★ 应对不合理事件：在社会生活中，总会碰到一些麻烦事，这些麻烦事可能会让孩子面对一些不合理的事件，有可能是他人的误解和冤枉，也可能是遭遇不公平的待遇等。我们应该科学引导和教育孤独症儿童采用理智、合理的态度来应对这些事件的出现，主要教导孩子学会应对误会、处理公平与不公平这两个重要内容。

1. 应对误会：在生活中，每个人都有特定的位置和角度，每个人的知识、观点都是不一样的，所以在对待事、物、人上就会有区别和差异，这种差异会造成人与人之间的误会。

A. 误会的形式：孤独症儿童误会的产生主要有两种形式：①冤枉：是指不是自己做的事情而被误会是自己做的。如小刚打破了花瓶，妈妈问是谁打破的，小刚说是贝贝打破的，贝贝被妈妈批评。这个过程中，贝贝被妈妈冤枉了；②误解：是指没有看到事情的全部就片面判断和归咎他人的过错。如妈妈看到贝贝打开了零食柜，就批评他吃零食，实际上贝贝打开零食柜是为了拿零食哄正在哭个不停的妹妹。

B. 孤独症儿童应对误会的策略：上课时，小强找文文说话，文文对小强摇摇头，叫小强别说了。这时候被老师看见了，觉得文文上课聊天，文文因此被批评了。老师误会文文了，文文要怎么做才能消除老师和同学对她的误解呢？

√ 寻找解决误会的方法：很多误会都是因为不理解、不了解事实、缺乏沟通或沟通不畅所致。教导孩子找出误会的原因，积极想办法解决他人对自己的误会。孩子针对误会、不理解、冤枉等情况可以采取澄清观点、寻找证据、说明事实、用以后的行动来证明他人的错误想法等不同方式。

√ 从自身找不足，提高自身能力：从引发误会的角度分析自己在造成误会的过程中存在哪些不足和失误，如是否说错话或做错事，找到了自己的缺点或失误就要及时改正，同时要注意加强与他人的沟通，以此来避免不必要的误会。通过孩子自身的实际行动和努力来化解误会，努力将不合理的事件进行合理的化解。

√ 向第三方求助：被他人误解了，孩子除了自己当面说明情况，还可以请人帮忙化解误会。如向老师和妈妈倾诉自己被误会、误解和冤枉的过程和心情，寻求第三方的支持和帮助，或请老师、妈妈来调解误会双方的关系。

C. 孤独症儿童应对误会能力训练内容

√ 不是自己做的不要承认：很多孤独症儿童在他人问"这件事情是不是你做的"时，不管事情好坏都会不经思考地回答"是我做的"。这种"大包大揽"的思维和应对事件的态度，导致很多孤独症儿童在学校相处中被视为"坏孩子"，他们不明白坏事对应的可能就是坏结果。当学习如何应对误会后，孩子学会了对"这件事情是不是你做的"这个问题进行澄清和规避。但换个不同的形式进行询问，如"这件事情到底是谁干的"，可能孤独症儿童由于理解受限或本身不太理解事件关联，还会回到之前的答案——不是自己做的说成是自己做的。所以我们要重视让孩子学会分辨事情和自己的关联，对于自己的错误要勇于承认,对于不是自己的错误要敢于撇清。

√ 不知道是谁做的不要随意指责或告发:对于孤独症儿童而言,由于缺乏对他人意图的辨别能力,也缺乏对事件关联的认知能力,所以在他人问"这件事情是谁做的"时会随意或根据自己的无端猜测回答他人。如书被撕烂了,老师问:"这本书是谁撕烂的",即使孩子完全不知道是谁撕烂了书、如何撕烂的,也会随意指认附近的人,这样会引发他人的误会和矛盾,造成第三方的误判。我们在教导孩子学习所见即所知部分时也提到,我们看到的就是我们知道的,所以在应对误会的技能培养上,我们同样要教导孩子不能乱说话,应该依据事实进行表述,不胡乱说、不胡乱猜。

√ 针对他人的误会采取合理的消除策略:孩子对于既定的误会事实,要采取上文提到的策略:澄清事实(言语澄清、行动澄清)、找出自己的不足和向第三方求助。

2. 处理公平与不公平:不公平在我们的生活中屡见不鲜,如妈妈会对家里小的孩子更为照顾,那么对于大孩子来说就是一种不公平,所以公平更多的时候是相对的。

A. 处理公平与不公平的宗旨:公平与否,由两个因素决定。一个是客观因素(事件、规则、能力对等问题),一个是个人思维和认知因素。在不同的人看来,公平具有一定的迁徙性。我们应该教导孩子对公平与不公平的问题掌握一个总体原则:对于自己的权益要积极争取,对于他人的权益要做到不侵犯。

B. 公平与不公平的形式

√ 事件可能发生的对等性:事件出现的可能性相同,那么对于参与的人就公平;反之,则不公平;一个公平的游戏应该是游戏双方各有一半赢的机会。

可能对等性
贝贝和军军都想玩汽车,可汽车只有一辆,怎么办呢? 于是他们想用掷骰子的方式来决定给谁玩(骰子共 6 个面,分别标注了数字 1~6)。
规则 1:掷骰子时,掷到 1,贝贝玩;掷到其他数字,军军玩。 分析:贝贝只有掷到 1 才算获胜,而军军掷到其他 5 个数字都算获胜,军军获胜的概率是贝贝的 5 倍,所以这是一个不公平的游戏。
规则 2:掷骰子时,掷到单数贝贝玩,掷到双数军军玩。 分析:单数(1、3、5)和双数(2、4、6)都是 3 个,贝贝和军军都有同等获胜的可能性,所以这是一个公平的游戏。
规则 3:掷骰子,谁掷出的数字大就给谁玩。 思考:这个游戏公平吗?

√ 机会的对等性：参与活动的机会（次数及时间）是相同的，那么对于参与的人就公平；反之，则不公平。如教师在上课的时候给每个孩子练习的机会是不等的，有的孩子机会多，有的孩子机会少。机会的不对等，可能是由于教师的教学设计、教学方法、安排情况的不周全、不细致所致，也可能是由于孩子主体上故意造成机会的不对等。

如孩子们一起玩老鼠偷油的游戏，贝贝因为在上节课活动中扮演老鼠和猫很出色，于是其他人让贝贝在这次游戏中从头到尾扮演了老鼠洞，站在那里一动不动。在这样一个活动中，虽然贝贝参加了，但却遭到了"不公平"的待遇。

√ 能力的对等性：由于能力悬殊导致的不公平现象。比如让一个成人和一个3岁的孩子进行拔河比赛，显而易见，3岁的孩子肯定会输；让一个围棋大师与一名刚学围棋的孩子下棋，无论下多少盘，肯定都是孩子输；这两种都是因为能力上不匹配所造成的不公平现象。所以从能力对等性角度来看，公平不是绝对的，而是相对的，针对弱小进行让步也是一种公平。

√ 规则及要求的公平性：在一个共同的事件里，所有参与事件的人如若能力相等，则要求应该是一致的。比如幼儿园中的吃饭时间，老师要求贝贝自己吃饭，并且吃饭不能玩玩具，但是对军军却采取可以边吃边玩的宽松要求。对贝贝而言，这就是一种不公平的对待。

同时，规则拟定后，有的人"违规"操作，也会造成他人的不公平。如跑步比赛里，有的人悄悄把脚或身体超出起跑线来制造赢面；在掷骰子的过程中，故意摆好想要的数字，然后直接放下以取代掷骰子时的不确定性，以此获胜。

C. 孤独症儿童应对不公平事件的训练内容：在不公平事件的应对中，需要孩子具备一定的认知基础、社会注意力等，并能从这些信息中进一步发展出相应的应对策略。

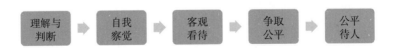

√ 理解和判断"公平与不公平"：首先要教导孤独症儿童学会理解什么是公平，什么是不公平，能够判断一件事情是否公平。对于有些孩子来说，可能不能较好地表述不公平的原因，只能感觉受到了不平等的对待，如"老师对乐乐好一些，对我不好"，同时不同的评判标准和角度看到的现象不一样，如对乐乐来说是公平的，但也许对贝贝是不公平的。

这件事情公不公平？（客观）

这件事情对我公平吗?(主观)

这件事情对他公平吗?(第三方角度)

怎样做才是公平的?(审视公平)

√ 察觉到不公平现象:仅理解了公平和不公平是不够的,只能说孩子具备了基本认知,但是在实际中去运用,首先还是得自我察觉出不公平现象,包括对上述不同形式的公平与否现象的察觉。只有感知了,才有应对的可能。

方法1:对不公平现象使用"放大镜"效果。当孩子不能很好察觉时,我们可以放大不公平的现象让孩子去感知。如玩123抢吃的游戏,将老师和孩子的距离拉大,接着故意把吃的放在老师的旁边,让孩子够不着,然后快速进入游戏,让孩子直观感觉到这种"天平的倾斜",从而察觉到不公平现象。

方法2:对不公平的现象进行推理解说。让孩子理解这种情况就代表不公平现象出现了,我们要仔细留意这些变化,从而在下一个回合引导孩子能够根据解说进一步感知不公平现象。

方法3:采取第三人示范的方式。邀请其他孩子一起参加活动,制造不公平现象,让其中一个孩子示范说"你不公平""你作弊""这样太远了,我够不着,不公平"等,让其他孩子参照或模仿他人的方式进行感知。

方法4:让不公平现象出现得更为灵活,提高察觉难度。改变不公平现象出现的方式,如玩123抢薯片的游戏,可以是距离上的不公平,还可以是规则上的不公平,如还没数到3,老师就把薯片拿走了,或者还没开始抢,老师就用手盖住薯片,增加自己成功的机会。

√ 客观看待不公平现象:公平是相对,随时随地都有可能出现不公平的现象,这并没有什么大不了,只要我们合理对待就好了。这种思维方式是我们教导孩子应对不公平现象的宗旨。

首先要保持稳定的情绪。激发孩子主动去思考不公平现象,学会接纳不公平的存在,恰当地调整自己的情绪。这样孩子在今后的生活中,面对各种各样不公平现象,他的心理承受能力就会增强。孩子得知道"不公平是存在的,不仅对我存在,对他人也存在"。最重要的是教会孩子说出他们因为遭受不公平对待所产生的情绪和内心体验,如"妈妈对弟弟好一些,我觉得很委屈。"有时候释放情绪比学会处理应对的策略更为重要。

让孩子学会客观地看待公平与否,可以让他参与规则的制订、活动的评价和仲裁,从活动实践中慢慢明白没有完美的规则,也没有绝对公平的裁判。如果大家接受了规则,就得遵守规则,进而接受相应的结果,要知道一件事情很难真正做到"让所有人满意"。

√ 学会争取公平:争取公平首先要对不公平事件进行反对并说出相应的

理由,其次是针对不公平现象提出相应的解决办法。

第1步:反对不公平。对于不公平的事件,要勇敢说"不",勇敢进行反对或拒绝,表达自己对不公平现象的态度和想法。如"你这么做不公平""不公平,我不玩了""你拿的牌比我多,一点儿都不公平"等。

第2步:调整不公平现象。我们在拒绝不公平对待的同时,还要想办法来解决不公平的现象,才能从根本上解决公平问题。如针对可能性不对等的情况,将不对等因素去掉;变更不公平的规则,换成相对合理的活动方式。如针对机会均等的公平处理方式:我们一人一次轮流来;针对能力悬殊的情况,要求与和自己能力相当的人进行比赛;针对违规行为的不公平:可以让他人遵守游戏规则。

√　相对公平地对待他人:教导孩子在争取自身公平的同时,也不要不公平地对待他人,包括不作弊等,同时对他人遇到的不公平对待,应根据关系和情况进行适当的提醒或者维护公共公平性。

社交维系技能之幽默感:幽默感是指以有趣、可笑而又富有意味的言辞或行为机智处理复杂问题的能力,让自己的互动对象感到愉快。幽默感更多地被理解为一种解决问题的行为能力、一种增进人际亲密感的有效方式。孤独症儿童缺乏幽默感,难以理解和察觉讽刺、虚张声势、玩笑语言等,以及很少使用玩笑语言。具有幽默感的孩子往往比较活泼、可爱,也容易获得大家的好感,在人际关系上比没有幽默感的孩子更具有优势。

幽默感发展阶段:研究表明,不同年龄段的孩子喜欢的幽默类型完全不同,McGhee 将幽默感的发展分成四个阶段。

阶段一:由物体的不和谐产生幽默。1岁的孩子对脸部表情十分敏感,会因脸部表情的失谐行为而发笑:如成人对着婴儿挤眉弄眼,会让他哈哈大笑等。年幼的孩子会因为常见的人或者动物表现出不协调而发笑,如对于狗戴着帽子、成人把鞋子戴在头上等觉得很搞笑。

阶段二:由活动的不和谐产生幽默。如在躲猫猫过程中,某个人突然出现,或者以很特别的方式出现而引发幽默。如躲猫猫的时候某个人突然以披散头发遮住脸、把衣服拉高遮住脸等方式出现。

阶段三:由概念的不和谐产生幽默。孩子的幽默感随着他的认知能力的发展而具有一定的阶段性。

1. 认识概念不和谐中潜藏的幽默:如把鸡叫成狗、把眼睛叫成肚脐眼、故意叫错小朋友的名字等。

2. 喜欢幽默角色扮演:如扮演小丑、爸爸带上了孩子的帽子等。

3. 开始敏感于语言中的幽默成分:如滑稽的押韵字。

4. 喜欢讲或听笑话。

阶段四:复合模糊含义构建幽默。这种幽默最为典型的例子是日常生活中开的玩笑,能理解玩笑以及能使用玩笑是社交互动中一项重要的能力。如爸爸问儿子:"你不怕鬼吗?"儿子回答:"鬼有什么可怕的,奶奶还说你是酒鬼呢。"

孤独症儿童幽默感的训练内容:幽默之所以存在,是因为他人的语言、活动、行为举止与我们预期和常规方式不一致。让人笑的表达方式很多,要理解玩笑,前提必须是孩子理解沟通过程中他人的意图与信念,幽默能力的发展重点是教导孩子幽默理解及回应和幽默创造两大能力。

★　幽默理解及回应:幽默理解是指能孩子能够理解他人的幽默信息,内心产生愉悦感,出现微笑等行为表现。幽默理解是幽默应对和幽默表达的基础。

1. 理解相对简单、直接的幽默:孩子由于心智能力和社会认知能力有限,初期仅能对卡通片里的人物或日常生活中人们的滑稽动作、夸张行为、怪异的打扮以及奇特的语言、声音、表情等产生快乐体验。

2. 理解文字游戏类的幽默:孩子表现为喜欢在谜语和笑话的文字游戏中找到双重含义,它包括反语、夸张、双关语、暗喻、含蓄表达等。

3. 对他人的幽默作出回应:幽默的回应可以采用行为回应或言语回应。行为表现为大笑、手舞足蹈等;也可以用言语进行回应,"这太好笑了""太有趣了""你太幽默了""这样说真好玩"等。

★　幽默创造能力:幽默创造是指孩子主动利用人、物或概念间不一致的关系或将原不相干的关系加以巧妙联系制造让人觉得好笑的形式。是否幽默以他人是否觉得好笑为检核标准,它是个体创造性的表现。幽默创造的类型多种多样,包括语言、图画、表演、动作、表情、声音、文字游戏等形式。主要分为语言、行为举止和形式改编三类。

1. 语言幽默

A. 混用字词:纯粹地混用词句来创造幽默。如把"脚"说成"手",把"猫"说成"狗"。

B. 概念替换:觉得叫错名也很搞笑。如把"妈妈"喊成"爸爸";把"宠物猫"叫成"大老虎"。

C. 倒置法:将句子或者词组中的文字进行倒置。如把"我喝水"说成"水喝我"。

D. 词语误用法:将词语进行不合适的搭配。如把"我吃饭"说成"我喝饭"。

E. 夸张法:将事实进行无限地放大。如"我昨天把床睡了个坑"。

F. 反复法:反复说某一个词让大家发笑。

G. 词语曲解法:如对词语进行新的解说,使其脱离原来的意义。如把"兴高采烈"解释为"一个姓高的人踩裂了我的玩具";把"手机"解释为"手上拿着一只鸡"。

H. 正话反说:说出来的话与事实完全相反。如把"我变胖了"说成"我又瘦了"。

I. 押韵产生的幽默:使用押韵的字组成没有意义的词,让人觉得有趣。如"爸把八罢坝拔霸。"

J. 故意使用傻傻笨笨的语言:如"吃便便,我掉厕所了"。

K. 反复说一句话产生的幽默:如妈妈问:"你听到了吗",孩子颂唱式回应"听到了、听到了、听到了"。

L. 故意拖延不说完句子制造的幽默:拖延的过程中让他人产生误解引发的幽默,如"爸爸刚去了女厕所……的旁边"。

M. 复述笑话、趣闻、趣事:将自己曾经看到的笑话和有趣的事情与他人分享。如昨天我弟弟把牙刷掉进了厕所,他又从厕所里把牙刷捡了起来。

N. 搞笑语言的模仿:将曾经看到过的好玩的说话方式或者句子用奇怪的腔调进行表述。如用好玩儿有趣的方言说搞笑的语言。

O. 机智问答:对他人的问话故意答非所问,即脑筋急转弯。如"为什么公鸡打鸣要提起一只脚?"答:"因为提起两只脚,它就要摔跤了。"

2. 行为动作引发的幽默

A. 展现身体的不和谐性引起的幽默:如走路时故意装作站不稳的样子,倒在成人的怀里,走路一瘸一拐等。

B. 用不恰当的方式使用物品:如假装吃积木,并说"积木真好吃"。

C. 利用外在物品的不和谐性带来的幽默:如幼儿把鞋子当成帽子戴在头上,或者假装用勺子梳头发等,这会让他与成人大笑不止。

D. 模仿幽默:如把锅盖背在背上,模仿乌龟爬;拿着爷爷的拐杖,戴着爷爷的老花镜,学爷爷走路等。

E. 规则的不和谐中潜藏的幽默:妈妈故意去刮胡子,爸爸故意去穿高跟鞋等。

F. 利用身体动作和表情上怪异和夸张产生的幽默:如做鬼脸、模仿电视人物的奇怪举止等。

G. 不合逻辑的行为产生的幽默:如故意拿错东西,故意走错路等。

3. 形式改编的幽默

A. 图画改编的幽默:将人物、动物原本的形象进行改编产生的幽默。如故意给人物或动物加上两个头,并取名叫"二头机器人"。

B. 文学作品的改编创造的幽默:不改变文学作品的结构,换掉其中的意思使人发笑。如古诗《赠汪伦》改编成"李白乘舟将欲行,突然来了八只狗,你咬胳膊我咬手,咬得李白到处走。"

C. 歌曲的改编创造的幽默:不改变歌曲的曲调,换掉其中的字词使人发笑。如将歌曲《一分钱》的歌词改编为:我在马路边,捡到一分钱,把它交到爸爸手里边,爸爸拿着钱,买了一包烟……

D. 故事的改编创造的幽默:改变故事的发展或者结果让人发笑。如将故事《孔融让梨》改编为:孔融是个小气鬼,他小时候让梨其实是因为看到了那个大的梨子里面有条虫,所以就毫不犹豫地将大的梨让给了弟弟。

E. 故事创编带来的幽默:以故事接龙的形式,出现漏洞百出、逻辑不通产生的幽默。如"昨天他渴了,去游泳池,结果就不渴了"。

虽然对文学作品进行创编有时显得不适宜,但我们的重点应该是引导孩子去体会这种创造性和幽默性,发展孩子甄别和理解在何种场合运用幽默属性的能力,使孩子明白幽默以不伤害他人、不涉及危险动作、不破坏人际礼貌为原则。

孤独症儿童幽默培养的策略:教会了孩子幽默,也就教会了他学会快乐、面对问题、友好相处的能力,才能让我们的孩子在幽默中健康成长。

★ 对幽默积极回应:有时候孩子的幽默可能自己并不自知或与成人的幽默表现不一致,但为了鼓励孩子的积极性,应对其幽默行为进行鼓励和肯定。如可以正面告知他:"你这样说太有趣了""你真幽默,我很喜欢"等。

★ 提高语言、认知和想象能力:这三个能力都会直接影响孩子幽默感的培养。如果一个孩子想象力欠缺、句子贫乏、知识面窄,就不可能展示自己的幽默感。家长可以在日常生活中引导孩子多看一些图书、讲讲幽默故事、脑筋急转弯等,训练孩子思维的敏捷性,让孩子学会欣赏幽默。

★ 家庭幽默感氛围:家长首先要让自己学会幽默,父母的幽默示范能潜移默化地影响孩子,一个幽默的人在与他人交往时将更受欢迎。如父母采用幽默风趣的说话方式表扬和批评孩子,也可以与孩子玩猜谜语、讲笑话等游戏,或者建立一个主题让孩子编说一句有趣的话、利用他人幽默风趣的话进行分析等。

社交维系技能之思维能力:孩子在幼年时期都具有顽皮、淘气、喜欢"打破砂锅问到底"、好奇心强、思维比较跳脱、喜欢冒险、喜欢挑战、敢想敢做、喜欢通过拆卸来探索物品结构等特点,这些特点恰恰反映了孩子思维的存在以及敏捷性和创造性。在上文中,我们讲述了孤独症儿童思维障碍以及思维自我调控能力等内容,这部分主要阐述如何利用思维来解决问题。

灵活思维力和创造性思维概述:灵活思维力,是指孩子的思维能快速地从一种心理活动转到另一种心理活动的能力,它是思维的一个变迁过程。一个孩子如果思维灵活,就能够积极观察问题、发现变化,并能及时调整思维方向,从不同角度分析、思考问题,直到问题解决。

创造性思维是指在创造性活动中所进行的思维过程,是指以新颖独创的方法解决问题的思维过程,是根据一定的目的,运用已知的信息和知识发展出的某种新颖、独特、有社会或个人价值的能力,凡是自己原先不会而现在会了的,就是创造;凡是他人没有想到而自己想到的,就是创造;凡是自己在他人基础上做得更好的,就是创造。

灵活思维力的核心就是发散思维,所谓发散思维就是从不同的方法、途径和视角,探求多种问题解决方法的思维过程,思维的创造力是灵活思维力的高级形式。

灵活思维力的特点:灵活思维力具有流畅性、变通性和独特性三大特点。其重要诀窍在于多角度、多侧面、多方向地看待和处理事物、问题和过程,其中想象能力对推进这个领域的发展功不可没。

★ 思维流畅性:指发散思维的速度和数量,包括材料的发散、形态的发散和功能的发散。即在规定的时间内发散的量越多,流畅性就越好。如让学生说出树都有哪些用途,孩子可能回答为乘凉、净化环境、造纸、建房子、做家具、玩游戏、挡风、做标本、欣赏……在有限的时间内,孩子提供的答案数量越多,说明思维流畅性越好。

思维流畅性训练范例

用词流畅性训练:如规定时间内尽可能地用"大"组词。

联想流畅性训练:如规定时间内尽可能多地想出与"水果"相关的事物。

观念流畅性训练:如规定时间内尽可能多地想出"饿了"的解决办法。

表达流畅性训练:如规定时间内尽可能多地用"××吃××"造句。

★ 思维变通性:指思维在发散方向上所表现出的变化和灵活度。就是能够按照新的方向来思考问题的过程,所有的东西都不是一成不变的,游戏规则是可以改变的,物品功能是可以改变的等。如前所说的树的功能,能够接受不同的功能说法。

思维变通性训练范例

物品功能变通性训练:如规定时间内尽可能多地说出"珠子"的用途。

遥远联想变通性训练:如找出"果汁"和"洗衣机"的联系。

问题解决变通性训练:如比赛中如何以少胜多?

★ 思维独特性:指思维发散的新颖、新奇、独特的程度,指异于常人的新奇反应的能力。如果孩子说出的树的用途是他人没有说出的、新异的、独特的,说明他的思维具有独创性。

思维独特性训练范例

命题独特性训练:如给孩子讲一段故事,让孩子给故事想一个具有新意的标题。

后果推测独特性训练:如给孩子讲述一个事件,让孩子有新意地推测事件所产生的后果和影响。

故事结尾独特性训练:如给孩子讲一段故事,让孩子续编具有新意的结尾。

问题解决独特性训练:如给孩子提一个问题,让孩子想出具有新意的办法。

思维灵活性的这三个特点有助于人们改变固性思维,顺利地解决问题。在与人相处时,能够更加灵活应对。

孤独症儿童灵活思维能力的训练内容:在实际教学中,可以设置以材料、功能、结构、形态、组合、方法、因果、关系八个方面为发散点,进行思维流畅性、变通性、独特性的针对性训练,以培养灵活和创造性思维能力。

序号	发散点	范例
1	材料发散	提供材料,说出材料的多种用途或玩法 1. 尽可能多地说出杯子的用途 2. 尽可能多地说出牙刷的玩法

续表

序号	发散点	范例
2	功能发散	提供功能,说出实现功能的多种办法 1. 怎样才能使脏衣服变干净 2. 怎样才能使 200 千克的猪过承重 100 千克的桥
3	结构发散	提供结构的某一个信息,说出具有该结构的物品,如说出所有具有拱形结构的物品
4	形态发散	提供事物的形态(如形状、颜色、声音、味道、气味、明暗等),设想这种形态的各种可能性 1. 利用黑色可以做什么 2. 利用鼓声可以做什么
5	组合发散	提供一个物品,设想这个物品与其他物品组合的可能性,如圆珠笔可以同哪些物品组合在一起
6	方法发散	提供解决某个问题或者制造某个物品的方法,设想这个方法可以解决什么问题,如说出用"压"的方法可以解决哪些问题
7	因果发散	提供某个事物的结果,以这个结果推测各种原因,或提供某个事物的原因,以这个原因推测各种结果 1. 说出日光灯管坏了的各种原因 2. 说出随便扔一块石头的结果
8	关系发散	提供一个事物,说出这个事物与其他事物之间的联系,如火与人类的生活有哪些关系

　　在八个思维发散点上,如果孩子回答的速度越快、答案的数量越多,则说明他的思维流畅性越好,对于各种用途、玩法、说法的接受和适应改变能力越强,则变通性越好,在思考过程中给予的方法越具有新意,与众不同,则创造性更好。可以在孩子进行了表达训练(说出 / 写出)的基础上进行思维发散训练,以游戏的方式体现,让孩子能够接受这种不同类型的改变。

　　如材料的发散训练,可以采用类似"说出帽子的功能"的训练方法。帽子可以戴、可以飞、可以装东西等,那么设置相应的游戏"戴脱帽子快速反应""飞帽子比赛""帽子炒菜"等,让孤独症儿童不仅能够发散思维,并能接受自己和他人带来的这种思维的变通性。

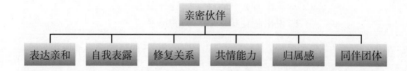

思维灵活性部分检测目标

1. 愿不愿意想象。
2. 能否根据实物想象(含想象的数量)。
3. 能否根据符号想象(含想象的数量)。
4. 假扮物和假扮游戏适应变化的数量。
5. 调节规则及新玩法。
6. 改变规则及玩法。
7. 能否创造性编造故事(因果发散)。

社交技能模块之亲密伙伴技能

　　孤独症儿童在主动交往和社交维系的过程中,不断深化与他人的互动关系,互动的形式逐渐多元化,不仅有紧密的二元互动经历,也在同步发展和过渡到群体互动经历。在各种互动经历中,孩子与他人之间的感情逐渐深入,需要更多的技能来应对变化的、动态的交往系统,我们将这部分技能称为亲密伙伴技能。

```
                    亲密伙伴
    ┌───────┬───────┬───────┬───────┬───────┐
  表达亲和  自我表露  修复关系  共情能力  归属感  同伴团体
```

　　亲密伙伴技能之表达亲和:为了维持积极的关系,形成和谐的相处模式,孩子应该学习向他人表达善意、尊重、赞赏和亲近之意,这是培养人与人之间亲密关系的重要技能之一。人人都喜欢听好话,人人都喜欢他人的支持和赞扬。孩子常常通过以下方式来表达自己对他人的亲和力。

　　★　表达兴趣和需要

　　1. 表达兴趣:学习表达兴趣是让他人感觉我们友好的第一步,兴趣是关系建立的第一步。在人际交往的最初,我们学会对他人产生兴趣;在亲密关系建立里我们则要让他人接收到我们对这段关系的态度,如向他人传递"我是对你有兴趣的,愿意继续交往和保持友好关系"这种主动信号,孩子可以采用微笑、点头、保持眼神交流或问相关的问题等方式表达我们对他人的兴趣。

　　表达兴趣的范围包括表达对他人活动或事情的兴趣、对他人的兴趣表达兴趣、对他人的喜好特征表达兴趣和对他人本身表达兴趣等。如"你喜欢玩积木,我也很喜欢""哇,你的画很漂亮,我也想学"。

2. 表达需要：人与人之间都是需要和被需要的，这是人以及人和人之间关系存续的根本条件。人不仅要关注自己的需要，也渴望被他人需要，以此体现自我价值，美妙的情绪常常来自被需要。需要和被需要是一组共同存在的情感。

√ 表达自身需要：告诉他人自己是需要他人陪伴、信任、帮助和支持的，这是获得他人需要的最好方式。

√ 回应他人的需要，学习做一个被需要的人：当我们基于他人的要求而提供服务、帮助和支持时，会因此产生一种价值感或一种情感体验——因为被需要，所以感到幸福或是快乐。

★ 表达认同和称赞

1. 表达接受和认同：学会接受和认同他人是向他人表示我们是"同一战线的战友"，包括接受和认同他人的想法、接受他人的善意、接受他人的方法等。

2. 表达支持和建议：当关系中的对方遇到困难时，为了维持关系和基于关系的情感因素，我们常常需要给予对方支持和建议。如"我们可以这样试试看""我支持你这么做""我相信你"等。

3. 表达赞美：好听的话可以深化关系，俗话说"好言好语事事通"。我们可以赞美他人的行动、表现或者想法等。如"太成功了""真是个好主意""你真可爱""你真漂亮"等。

★ 表达情感：人的感情是复杂多样的，有时候"靠心体验"不及时，也不一定正确，"爱要说出来或者用行动表达出来"。我们提倡可以适当、恰当地表达我们的感情，这有助于关系的提升，也要学会对他人的情感表述作出及时回应。孩子之间表达情感的方式可以采用拥抱、握手的非言语方式，也可以采用言语方式来进行表达。

1. 回应他人的情感表达：对他人表示出来的非言语或者言语的情感表达作出回应，这种回应同样可以分为言语回应，如"我也喜欢你""我喜欢和你一起玩"等；也可以是非言语回应，如拥抱、拉手、拍肩膀等；还可以是直接行动方式，如赠送礼物、传递纸条等。

2. 主动表达对他人的情感

√ 学着作出具有感情的行为，如亲密地拥抱他人、主动照顾和关心他人、帮助他人做事情等。

√ 能用言语表达自己的多种情感，如"我们能做朋友真好""我们是一个团队太好了""我喜欢你""我们做朋友吧"等。

积极、友好、和善的行为能让他人产生积极的反应，而后者又强化了孩子的努力，促进他们继续那些成功的行为，从而建立一个相处友好、逐渐亲密的良性循环。

亲密伙伴技能之自我表露：自我表露是将有关自我的信息、自己内心的思想和情感暴露给对方,是一种敞开心扉的交往方式。评量我们与他人互相信任、互相接纳、关系水平的情况,只需要了解双方的自我表露深度和广度如何。表露越深入、越广泛,意味着双方越信任、越具有安全感。如我们会和朋友讲述自己的糗事,告诉亲近的人自己的秘密,但是不会和陌生人谈及这个话题。

★ 自我表露的作用

1. 自我表露可以增进理解,相互信任:自我表露给对方提供"我信任你,我喜欢和你交往"的信号,对他人的自我表露也可能引发他人做自我表露,由此可以增进相互理解、相互信任。可以知道彼此的相似与不同点,深入了解对方的个性特征,透过自我表露能够促进相互交流,通过交流增进感情、密切关系。

2. 自我表露增强了自我察觉能力:孩子可以与他人分享体验,可以从他人那里获得反馈,从而更了解自我,这个"我"可能是"不知道的我",从别人处了解"盲目我"。同时,在现实生活中可以分为"公我"和"私我"两部分,前者是人们在公众场合或社会情境中特意表现的形象,而后者是个人的真实形象,两者往往不一致,如人前光鲜亮丽,人后邋遢、不修边幅等。人们愿给他人一种积极的"公我",不让他人看到自己的"私我",但适当允许他人了解自己的真实自我(私我)对于个人保持心理健康是非常必要的。

他人是否知道	自己知道	自己不知道
他人知道	公我	盲目我
他人不知道	私我	潜在我

3. 自我表露可以保持个体客观性和理性:通过互相的自我表露,可以帮助个体发现自身存在的问题并不是他们特有的,可能大家普遍都这么想、这么做,这并没有什么大不了的,从而更客观地看待自己和他人。

★ 自我表露的训练内容:对于孤独症儿童而言,他们不明白、不清楚应该和什么人进行自我表露,可以表露哪些内容。他们可能会对陌生人吐露自己的个人私密信息,如会说出自己的银行密码、手机密码等;对朋友反而不知道通过自我表露来获得支持、安慰和信任等。

1. 表露的层次及内容:教导孩子自我表露主要包含三个方面:我们的关系、我的表露内容、他人的表露程度和广度等。对于不同的关系对象,自我表露的广度和深度明显不同。对于亲密的朋友和家人,自我表露可以做到无话不说,对于陌生人可能是无话可说。

但是,无论关系多么亲密,人们都可能存在不愿意暴露的领域,这就是所谓的隐私问题。亲密关系虽然要求坦诚相待,但是每个人都会有自己的个人空间,有"不想说出口的秘密",尤其对于年龄更大一些的孩子,我们更需要帮助他们在隐私需求和沟通需求之间保持平衡。

层次	表露内容（表露深度）
一层	表露自己的兴趣爱好、饮食、偏好、生活情趣、消遣活动、日常事件等
二层	表露自己真实态度,确定对方的看法后再表露自己的看法、观点
三层	人际关系状况、对自己的真实评价
四层	隐私的个人生活内容,可能一辈子都不会说的曾经出现过的坏念头、做过的坏事
五层	连自己都不接受的经验、行为,不想提及或进行选择性遗忘

对于孤独症儿童而言,在自我表露上,不仅要知道对谁表露、表露哪些内容,还得具备以下互相表露的特质。

√ 朋友之间相互信任,如"我相信你"。

√ 学习为朋友保守秘密。

√ 被不合理对待时,会与朋友进行表露并寻求意见。

√ 出了事情能告诉家人或朋友。

√ 会理解和支持朋友。

√ 愿意听朋友说自己的难题,并给予朋友帮助或支持。

√ 对朋友有合理的期待,不强迫朋友说出他不愿意说的事情。

2. 表露的时机:生活中我们很少被要求自我表露,但我们常常选择自我表露或决定某个时候表露,在教导孤独症儿童进行自我表露时,主要让其学会考虑以下几点。

√ 表露者和倾听者的个人特征:如双方是否真诚、尊重、共情、保密等。

√ 表露的内容:表露内容的秘密程度,表露的是积极信息还是消极信息。

√ 双方的关系:根据双方的亲密程度、信任程度、双方是否都有表露的意愿等因素来决定是否表露。

√ 后果评估:表露是否会造成不良后果,对问题的解决是否有帮助,是否担心他人无法保守秘密等。

√ 表露情境:根据表露场合、双方心理状态等因素,如公共场合不愿意暴露,双方是否具备了诉说和倾听的心理准备等。

亲密伙伴技能之修复关系:亲密伙伴关系能让孩子相互帮助、相互支持、产生情感共鸣、提供解决问题和困难的力量、增加快乐和兴趣等。但孩子在交友或者同伴团体交往过程中,常常会因为一时的矛盾、误会和冲突出现暂时的关系失谐,如"我和最好的朋友吵架了,他不理我了"。这个时候孩子需要想办法去修复彼此的亲密关系。在修复关系的过程中,孩子可以采取一些技巧和策略来应对。

★ 培养共同的兴趣和爱好,建立共同性:生活中有很多"跑友""球友"等,都是因为共同爱好而结识和交往,有了共同爱好,才有更多的共同语言,对于关系的修复和持续具有稳定作用。

★ 表达需要和感情

1. 聆听和回应朋友的权利、需要和感情:每个人都有自己不同的需求和观点,能够倾听朋友的想法,并支持朋友的想法,有利于关系的维护。如"是的,东东,你很久没看过这个动画片了,那我们看这个"。

2. 表述自己的权利、需要和感情:当同伴不了解、不理解或者未关注到自己的想法、态度时,我们可以采取直白的方式来告知同伴我们想要什么,我的感受是什么等,如"你这样说我,我觉得太伤心了""其实我很想去超市,并不想去公园"等。

★ 重建友谊:当孩子与他人的关系出现失调时,可以主动进行修复关系,如主动联系、主动解释和道歉、坦承错误、提出修复愿望等。如"这件事情,我也有错,我为我的错误向你道歉";也可以进行自我情感表露,分析导致彼此关系出现问题的原因,如"我们的吵架让我很难过⋯⋯""我需要你理解我""我们都有责任,所以我们都要改进自己,不吵架了""我们和好吧"等。

★ 对朋友忠诚:当朋友有困难时,可以共同解决和面对,表现出"我们在一起",同时知道维护朋友,如有人诋毁朋友、说朋友的坏话,会主动站在朋友的立场维护朋友、替朋友仗义执言。

★ 表现包容和宽容:能够对他人的缺点、错误表现出包容、宽容和原谅。"人无完人",每个人都有缺点,学会包容他人的缺点是值得我们指导孩子修习的一种能力。尤其很多孤独症儿童常常会对他人的一点儿小错误念念不忘,对他人的过失无限放大,甚至经常将"我不会原谅你"作为口头禅,这时候学习宽容是非常重要的,只有这样关系才能继续维持下去。

★ 能进行共同人事回忆:通过共同经历的友好片段和相处回忆,重新唤醒相应的情感,如"记得我们去海洋馆的时候⋯⋯"或者分享共同的趣事"我记得有一次我们一起躲在衣柜里,然后你姐姐好久都找不到我们"。

亲密伙伴技能之共情能力:共情,也称为同感、同理心、投情等。共情能力是设身处地、认同和理解他人的处境、感情的能力。简单地说就是换位思考,以心度心。如"因为你难过,所以我也很难过"。共情能力是人际交往的重要能力之一。

共情能力是一种自然而然产生的情感,不需要进行特别思考。共情能力不等于同情,如果只是可怜他人的悲惨处境,这是同情。因为他人悲惨的处境而伤心难过,这是共情。共情时会进行自我代入,去体验他人眼中的事物,对他人糟糕的处境和难过的心情表示理解和关心。如"我知道你很伤心,别担心,我会陪在你身边等"。

★ 共情能力的结构

1. 情感识别:保持关注、观察他人,建立对人情绪、需要的敏感性,是共情能力发生的首要条件。人与人的交往中,眼神、声音、表情、细微的动作等,都可能反映出人的情绪和需要。有共情能力的人首先要能够识别他人的情绪变化,知道他人这是不高兴、很难受、很气愤等。

2. 移情:在观察到他人的情绪变化后,去想象对方身处的环境和处境,能从对方角度为对方的行为寻找合理性,最大程度地理解对方并思考自己可能作出的反应,感同身受。如"他人失去了爸爸妈妈,难过地大哭,如果是我,我也会很难过。"

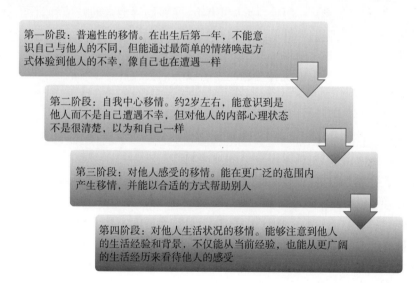

第一阶段:普遍性的移情。在出生后第一年,不能意识自己与他人的不同,但能通过最简单的情绪唤起方式体验到他人的不幸,像自己也在遭遇一样

第二阶段:自我中心移情。约2岁左右,能意识到是他人而不是自己遭遇不幸,但对他人的内部心理状态不是很清楚,以为和自己一样

第三阶段:对他人感受的移情。能在更广泛的范围内产生移情,并能以合适的方式帮助别人

第四阶段:对他人生活状况的移情。能够注意到他人的生活经验和背景,不仅能从当前经验,也能从更广阔的生活经历来看待他人的感受

3. 划定界限:明白真正的情绪体验是他人的,虽然自己也难过,但是发生的事情不是自己的,避免过分代入。如知道是他人失去了爸爸妈妈,不是自己,虽然难过,但有难过的界限和时限。

★ 共情能力的层次:共情不仅是心理过程,它也可能是生理过程。如当你打哈欠的时候,你身边的人可能会被"感染"也打哈欠;当公交车上的人都在睡觉时,你也会想睡觉;当我们看见笑脸的时候,也会不由自主地微笑。人体神经系统中有一群被称为"镜像神经元"的神经元细胞,它可以让我们体验到他人的情感,并出现相似的情绪体验。

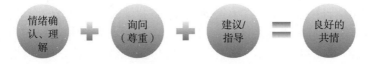

良好共情模式

根据孩子对他人准确的理解和他人感同身受的程度将共情能力分为两个层次，我们将通过案例分析来呈现共情能力的发展。

案例：东东一脸难过地说："我不想和乐乐玩了。"

1. 低级共情：问题、安慰、建议：能够根据他人的情境提出问题、进行安慰或者提供建议等。

安慰：没关系的，你别难过。

建议：你应该努力去加入乐乐的活动。

问题：你为什么不想和乐乐玩？

2. 高级共情：理解、指导、行动和措施：能够理解他人的处境和难题，并感同身受，对他人面临的事件给予指导和具体行动方案。

理解：你和乐乐相处得不愉快。

理解：你尝试与乐乐玩，但没成功，所以感到很难过。（理解）

理解和指导：你似乎无法和乐乐一起玩，所以感到很难过，你想让他接受你。

理解、指导、行动和措施：你似乎无法和乐乐一起玩，所以感到很难过。你想让他接受你，可以向乐乐说出你的想法和要求。

要教导孤独症儿童的共情能力，可以教导以上从低到高两层次的策略内容，良好的共情能力有利于相互关系的发展，能够帮助孩子和他人之间建立互相理解、接纳、尊重、满足等感情，有助于发展孩子的亲社会行为品质，有助于推进积极的人际关系。

★ 孤独症儿童共情能力发展要点

1. 换位思考：以心换心，以己度人是共情能力发展的重要元素，站在他人的位置来思考他人的处境和心境。如有一个孩子怕高，不敢往下跳，换位思考的表现是："这么高，你很怕对吗""这么高，你害怕跳下来会摔着"等。

2. 认真倾听、表达尊重：能专心、设身处地地听他人说话，善意并完全理解他人的意思和情绪状态，尊重他人现在的表现（情绪和行为），这样才具备了沟通的基础。如孩子怕高，不能嘲笑或者反对孩子胆小的举动，应充分理解他的心态和行为举动，并表示尊重。如"这么高，很多小朋友会很害怕的"。

3. 提供帮助和建议：除了理解、安慰外，共情还要教导孩子为他人提供指导、建议和帮助。如给怕高不敢跳的孩子提供解决方案，如"你可以先看看我是怎么跳的,可以扶着我的手往下跳"等。

共情之所以能发挥巨大作用,并不是因为找到了解决方案,而是因为人们在这个过程中得到了理解和情感的支持,寻到了自己的"盟友"。

亲密伙伴技能之归属感:孩子具有归属感后,能自觉地以所属团体的规范来约束自己的行为,在团体中接收信息、经验和情感,把自己看作是团体中的一个成员,归属感对于个人的成长和发展意义重大。

测量一个孩子是否具有归属感有几个指标:孩子认为自己是某个群体中的一员、是否被他人接纳、在团体中有价值、与他人是一个整体的情感、对自己所处的群体认同和投入。如"我是小四班的,我喜欢小四班"。具有归属感的孩子更有责任感,并乐于参与集体或团体活动。

★ 孤独症儿童归属感的训练内容:促进孩子认同感和归属感的形成,是建立孩子对更多群体兴趣的一个嵌入点,可以有效地建立良好的亲子关系(家庭归属感)、师生关系(班级归属感)和同伴关系(团队荣誉感),并从中获得安全感和信任感,自觉遵从社会规范,明白自己在团体中的义务和责任,发展积极的社会性行为,形成自尊自爱的个性品质。孤独症儿童的归属感训练内容主要包括家庭归属感、集体归属感、民族和国家归属感。

1. 家庭归属感:体会到自己是家庭的一员;能感受到父母的爱;爱父母,亲近与信赖长辈。

2. 集体归属感:儿童接触到不同的同伴、老师、集体,从中体验群体规则和文化,并感受群体的力量。孤独症儿童的归属感主要与集体融入感密切相关,希望获得老师和同伴对自己的接纳和认可、在意集体的荣誉、愿意为了集体荣誉而付出。

√ 喜欢自己所在的学校和班级。

√ 为自己是班级中的一员而感到高兴。如自豪地说:"我是三七班的,我们班很厉害"。

√ 在意自己是否被老师和同伴肯定与接纳。

√ 对自己所在班级有集体荣誉感。

√ 关心所在班级和小组是否获得荣誉、在意比赛的成绩。如在比赛中关注自己班级的名次,会积极关注学校评优或流动红旗情况。

√ 为集体取得好成绩而感到高兴。

√ 愿意承担集体的责任和义务。

√ 喜欢集体活动并积极参加集体活动。

√ 为了集体的荣誉竭尽全力、加油呐喊。

√ 在意自己在集体中的作用和地位。如非常自豪自己为班级拿到了跑步比赛的第一名。

3. 城市、国家和民族归属感

√ 喜欢听老师和家长介绍社会热点新闻。

√ 喜欢听他人讲家乡的变化。

√ 能感受家乡的发展变化，并为此感到高兴。

√ 为家乡和祖国遇到的困难感到担心。

√ 为祖国取得重大成就而高兴。

√ 热爱家乡和祖国。

√ 为自己所在的城市自豪。

√ 为自己是中国人而感到自豪。

★ 孤独症儿童归属感的训练策略：归属感的培养主要在日常生活中逐渐进行渗入，教师和成人可以安排多种活动方式进行归属感体验训练。

1. 对儿童多表达爱，能够直观强烈地感受爱：如爸爸妈妈经常对孩子说"我爱你"，让孩子也回应说"我爱你"。不管孩子是否具备这种情感能力，只要多说多练，在心理暗示下孩子能够逐渐感应和具备相应的情感。当然，爱的方式不仅是说说，更多的是行动，如给予孩子尊重、爱护、安慰、耐心等，也让孩子从中习得爱的不同方式。

2. 学会夸自己的班级，夸自己的同学：开展互相夸赞活动，让孩子多用"美"的眼睛来看待人、事和班级建设，知道班级及班级里的人是可爱的，具备很多优点，值得他去喜欢，从而激发孩子的集体荣誉感。

3. 激励儿童提供服务，在服务中提高参与感和成就感：在家里或学校安排孩子适宜的劳动，在劳动过程中提升孩子的家庭责任感和班级责任感，培养孩子形成自己是家庭和班级里的一员、每个人都要为家庭和班级承担责任、家和班级是由大家共同支撑起来的意识，同时也让孩子明白享受他人的服务时要表达谢意。如给孩子讲述爸爸妈妈为家庭的付出和辛苦，让孩子学会感恩，通过感恩学会承担和分担。

4. 设置特别的集体活动，增强集体荣誉感：如设置家庭亲子活动或小组团体活动，让儿童体会一荣俱荣，一损俱损的道理。可以安排亲子比赛、亲子团体比赛、小组赛，让儿童直观体验一个人也会导致集体的失败，只有团结才能获胜，会主动给队友加油鼓气等。

5. 经验分享中增强归属感：如翻看以前的合影照片，回忆大家友爱、互助的画面，通过情感唤醒彼此的联系，引发归属感意识。

亲密伙伴技能之同伴团体：孤独症儿童的同伴交往随着时间的推进更加深入化，在质量和数量上都取得了不同的进展。同伴交往的发展既有两人互动模式，也有群体互动模式。

开始时互动的双方不一定是熟悉的人，如两人的交谈、互助、合作、攻击、谦让等。逐渐发展到熟悉的两个孩子之间的一系列互动,互动的双方都会为了维持关系而调整自己的言行、建立和发展友谊等。后期发展出的同伴团体常是出于共同的兴趣或环境而自发形成的群体,同伴团体主要有两种形式,一种是在共同活动或亲密关系的基础上建立而成,团体中的成员想法一致、兴趣相投,如因为都喜欢踢球,所以共同组成球队;另一种是成员之间并非有亲密的情感联系与互动,孩子加入群体并非刻意,如孩子所在的班级群体。

★ 孤独症儿童同伴团体的训练内容:在孤独症儿童团体发展过程中,认识团体结构、选择合适的团体、适应同伴团体,需要各种能力的支撑。

1. 了解团体的性质、情况和结构:如知道团队的人数、团队的组成结构、团队的成员、团队的性质(爱好、兴趣、规则)等。

2. 根据自己的兴趣选择合适的同伴团体:如自己喜欢跳舞,加入舞蹈俱乐部;喜欢下棋,组建棋社等。

3. 接受团体的指示和任务:这是孩子去自我中心化的一个培养机会,如对于团队权威人物的话要遵从,有从众预期(听从和附和多数人的意见)、对自己的任务能不折不扣地执行等。

4. 接受团体中的性别混合:有些孤独症儿童在性别的对待上较为固执,如有些男孩看到团体中有女孩就拒绝加入。对性别混合团体的接纳也是孤独症儿童需要渐渐适应和接纳的一个要点。

5. 接受团体中领导人物的变化,并适应这种变化:如队长换人了,能够听从新队长的话。

6. 对团队成员要互相帮助和支持:团队成员有困难时应给予帮助,自己有困难时可以寻求团队成员的帮助等。

7. 发展团队归属感的内容:如爱团队、愿意为团队做事情、维护团队的荣誉、为团队的成就感到骄傲等。

8. 通过群体同伴的反馈,评估自己的行为是否合适。

9. 接受群体同伴给予的帮助,学习互惠和公平。

★ 同伴团体的作用

1. 提供更广泛的社会交往,习得社会技能:在群体中,孩子面对的人更多,可以发展交互的选择也更多。在广泛认识的基础上,可以满足自己各种人际交往的需要,累积更多的人际交往经验。

2. 可以获得工具性支持,满足情感需要:作为群体成员,为了维护群体的利益和权益,个体间会相互支持和相互帮助,形成对集体的归属感,也在这种积极情感的构建中逐步分化出更多的高级社会化情绪与情感,如荣誉感、同理心、同情感、爱心等。

3. 促进自我同一性的发展:将群体作为一个参照系,能够听取更多的人对自己的评价,从而形成对自己更客观的认识,积极主动地建构自我。通过将自我评价的"自我"和他人评价的"自我"有机地结合和统一,寻找出"理想我"和"现实我"的正确平衡点,促进自我认同。

能力领域Ⅳ:社会化情绪情感

达尔文认为,原始基础的情绪反应是婴儿与生俱来的本能。如婴儿饿了,会哭;但是喂饱食物后,又会变得开心。哭、笑和恐惧作为三种基本情绪,是从婴儿出生时就有的体验,且情绪本身没有对错之分。随着人的社会性进程,情绪也出现社会性分化,出现复合情绪和多种情绪体验,发展出高级社会情感。

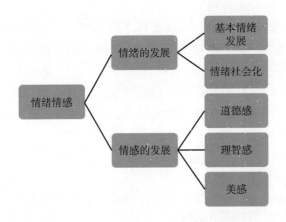

情绪情感的发展特征
情绪情感具有特定的发展趋势,尤其对后期孤独症儿童情绪社会化的研究非常有必要。
情绪情感发展阶梯

阶段	情绪情感发展
6周内	哭泣、微笑、害怕、生气(基本情绪的出现)
4个月	有选择的社会性微笑
6个月	对人的害怕——怕生、生气、悲哀
12个月内	情绪开始出现初级分化,但无法表达所体验到的情绪
2~22个月	有区别地哭泣
2岁	对物及情境的害怕与恐惧,看到更多特殊复合情绪

阶段	情绪情感发展
3~4岁	孩子越来越关注他人，出现了初步的移情信号，对不同人的爱出现了差异，开始对自己的行为作出判断，能够对情绪进行归因，能够推测情绪。当他们成功时表现出骄傲的情绪，如微笑、拍手或大喊"我成功了"；当他们失败时表现出羞愧的情绪等
5~6岁	孩子辨认表情的精确度等同于成人，能够对他们的情绪体验作出合理的解释，能够说出同一时间察觉的多种情绪
8~11岁	孩子开始理解同样的事情可能会表现出多种情绪或者相反的情绪。情绪不是同时产生的，如走玻璃桥，可能会害怕，也有可能会骄傲和自豪
10~12岁	孩子开始理解对于同一事物或情况可能同时有两种或更多极其不同的情绪和情感，如喜极而泣、乐极生悲等

情绪社会化成分：3岁前，引起孩子情绪反应的原因中生理需要是否满足是第一因素，如饿、困、渴、不舒服等。3岁之后，情绪的原因从主要为满足生理需要向主要为满足社会性需要过渡。喜欢父母牵他的手，愿意让熟悉成人进行身体的亲密接触，如摸一摸、亲一亲、抱一抱等。

孩子微笑的分类

孩子的微笑可以分为四类。

第一类：无意识微笑。

第二类：自己玩得高兴时的微笑。

第三类：对父母长辈的微笑。

第四类：对同伴的微笑。

这四类中，前两类只是孩子的基本情绪反应，是条件反射或者生理需要得到满足而引起的。后两类则是社会性情感的表现，是随着社会交往而出现的社会化情绪。

社会性情绪是基于孩子希望被人注意、重视、关爱、要求与他人交往，包括与成人的交往需要，也包括与同伴交往的需要。如因为他不和我玩，我很伤心。随着脑部的发育及语言的发展，孩子对自己情绪的控制，从外部控制慢慢过渡到自我调节和控制。情绪对人际交往的影响是无法替代的，如伸手不打笑脸人,"不理你了"也可以成为对孩子的一种惩罚等,这说明良好的情绪有助于关系的递进。同时,随着年龄的增长,孩子能够运用表情手段去影响他人,并学会在不同的场合用不同的方式表达同一种情绪。

情绪情感的关系

情感与情绪虽然相生相长,但却又有所不同。情绪情感是人们对客观事物是否满足自己的需要而产生的态度体验,情绪更倾向于个体基本需求上的态度体验,而情感则更倾向于社会需求上的态度体验。

情绪情感的联系

★　情绪情感是不可分割的两部分:人们首先产生基本情绪,然后在情绪不断社会化的基础上逐渐产生高级的社会情感,如道德感、同理心、理智感和美感等。

★　情绪情感是由客观事物引起的:离开了具体的客观事物,人就不可能产生情绪情感,爱恨都有缘由。情绪情感来源于不同的事物,是人们对发生和存在的事物的态度和主观反应。如心爱的玩具弄丢了,丽丽很难过。难过的基础是失去了自己在意的东西。

★　情绪要受情感的制约和调节:对于同一件事情,在不同的场合我们的情绪表现可能并不一致,这个不一致的存在是由于我们自身情感的约束和要求。如一个孩子在家里不听话,妈妈可能会大声地批评他,但如果他在外面不听话,妈妈顾忌公众场合的影响,可能会进行隐忍和告诫。同时,情感是在情绪的基础上形成的,并在不同的情绪中表现出来,如琦琦总是惹丽丽不高兴,所以丽丽很讨厌琦琦。讨厌这种情感体验是来自生气的延伸。因此,从某种意义上说,情绪是情感的外部表现,情感是情绪的本质内容。

情绪和情感的区别:情绪与情感虽然密切相关,但两者之间又有区别。

★　两者产生的基础不同:情绪发生的比情感早,人类和动物都有情绪。如老虎失去自己的幼崽,会大吼,刚出生的宝宝就有哭、笑等情绪表现,情绪的产生多与饿、困、渴、不舒服等生理性需要相关联。

情感是人类所特有的,出现的较晚。它是个体在一定的社会生活中慢慢形成的,如友爱、归属感、自豪感、责任感、道德感等。情感的发生多与交往、求知、人生追求等社会性需要相关联。

★　稳定性不同:情绪一般不稳定、不持续,伴随着人的生理需要而出现和消失。如渴了会不高兴,喝完水之后就会笑;困了会闹,睡饱了就开心等。但情感是与人们的高级社会性需要相联系的一种较复杂而又稳定的体验形式,产生后会持续较长时间。如对一个人的喜爱之情、对一个人的厌恶之情、对妈妈的爱、对朋友的友谊、对班级的归属感、来自规则的道德感等,这些情感并不会轻易改变,如尽管妈妈今天批评了我,但我还是爱妈妈。

研究孩子的情绪情感，是为了帮助孩子更好地调节自己，适应社会，是建立与他人深入情感联系的一个重要方面。同时，我们在实践中发现，孩子情绪愉快时，更愿意学习，故很多教育机构和教育者都提倡"寓教于乐"的教学理念。

儿童高级情感的发展

★　道德感：道德感是指人们依据一定的道德观念和道德准则，对他人或自身行为进行道德评价时所产生的一种真切的情感体验。道德感的发展基于孩子是否已经掌握了各种行为规范和准则。

道德感的产生来自两个方面，一个是对于自我行为进行道德评价引发的情感体验。即关心自己的行为是否符合道德标准，由此产生相应的情绪，主要包括内疚感、良心、羞愧感、同情心、满足感和幸福感等。

孩子常常会因为自己在行动中遵守了老师的要求而产生快感；因为没有承担自己的责任，会因产生违反道德标准的念头感到内疚、自责（如因为践踏草地产生的内疚感或羞愧感）；克服自己的冲动，产生良心感（如虽然很喜欢他人的玩具，但也绝不能去偷）；因为自己爱父母，父母爱自己而产生幸福感；对可怜的人给予同情关怀感等。

另一个是对他人行为进行道德评价引发的情感体验。即关心他人的行为是否符合道德标准，由此产生相应的情绪。如他们看见小朋友违反规则会产生不满，会向老师和父母长辈"告状"，孩子对好与坏、好人与坏人，有着鲜明的、不同的情绪，如尊敬和爱戴好人，憎恨、疏远和讨厌坏人等。

★　理智感：理智感是在智力活动中，认识和评价事物时所产生的情感体验，是人类所特有的高级情感。理智感是由于客观事物是否满足人们的认识需要而产生的。如孩子喜欢提问题，并由于提问和得到满意的回答而感到愉快；孩子因为认识了新事物、掌握了新知识而感到快乐、愉悦；孩子喜爱进行各种智力游戏，或者需要动脑筋解决问题的活动，如下棋、猜谜语、拼搭大型建筑物等；孩子因为掌握了一项新技术、学会了一个新玩法而感到愉悦等。

促进孩子理智感的发展，成人应适时地向他们提供恰当的知识，鼓励和引导他们提问，促进他们求知欲和探索欲的发展，让孩子学习理性看待问题、分析问题和解决问题。

★　美感：美感是人对事物审美的体验，它是根据一定的对美的评价而产生的。孩子对美的体验有一个社会化过程。他们自发地喜欢鲜艳悦目、干净整洁的事物，而不喜欢形状丑恶的事物。如一个 2 岁的孩子，喜欢让漂亮的阿姨抱抱、亲亲，但是不愿意靠近一个脏兮兮的叔叔。

孩子的美感可以通过多种形式建立，包括艺术熏陶，美丑评判等。

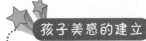

孩子美感的建立

1. 建立审美标准，让孩子知道什么是美、什么是丑。
2. 区分不同形式的美丑，如人物、事物、艺术作品等的美丑。
3. 发展孩子对艺术作品的欣赏能力。
4. 发展孩子对美的构建能力。
5. 在欣赏中体验和表现出喜悦、美慕等美感。

第三节 人际交往能力的阶梯性发展

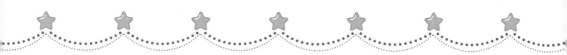

针对社会性教育五阶发展和人际交往四大能力领域（信息关注及回应、游戏技能、社交技能的培养、社会化情绪及情感）进行综合分析和研究，我们将孤独症儿童人际交往各项能力按阶梯性进行划分，具体如下。

孤独症儿童人际交往能力发展里程碑		
能力层级	发展任务	重要发展能力
一	单向垂直互动	完成基础动机建构，培养对活动、物品、人的兴趣 具有一定的社会性注意力 能及时作出社交回应
二	双向垂直互动	能够进行垂直双向互动 有一定的共同注意力能力 动机及兴趣较为广泛 掌握基本游戏技能（结构游戏、运动游戏等） 能够在社交互动中模仿学习 具有一定的参照技能
三	同伴互动	能够进行同伴间的互动 掌握所有的游戏技能 能够开启平行关系的主动交往 具有亲社会行为和举动 面对攻击、冲突和不合理事件，具备相应交往技能 发展调控能力 能够自行解决交往中的冲突与矛盾 发展基本情绪情感能力
四	同伴团体	拥有较为稳固的关系 能加入和发起团体活动 能加入与组建同伴团体 具有社交维持相关技能：幽默感、灵活思维能力等 具有亲密的伙伴关系 发展出社会化情绪和情感

续表

孤独症儿童人际交往能力发展里程碑		
能力层级	发展任务	重要发展能力
五	亲密关系	发展出同辈友谊 异性交往开始发展 与他人互动的风格多样化 发展出高级社会情感

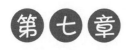

五阶社会性训练

　　这是社会性训练的第二个维度,在孤独症儿童的训练过程中,不仅孩子需要完成每一阶段特定的发展任务,康复训练师及家长在每一个阶段也有相应的训练任务,这样才能有效推进社会性训练的进程。

第一节　一阶社会性训练：情感纽带阶段

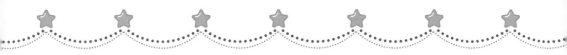

　　这是开启社会性教育的第一步，对于孤独症儿童而言，很多孩子对外界无兴趣、无动机、无注意以及理解能力低下，所以在介入初期，我们需要花费大量的时间和精力进行引导，这种投入可能是其他阶段的一倍或者两倍。作为孤独症儿童的家长及康复训练师，在此阶段不要操之过急，好的基础才能避免后期的瓶颈问题和"回炉"情况。

情感纽带任务概述

　　本阶段孤独症儿童主要是在成人的带领下进行各种学习活动，主要采用的方式是成人 - 孤独症儿童的垂直互动，整个活动过程以成人控制为主，且多以游戏的方式来对孩子进行教导，让孩子的兴趣和动机成为所有能力发展的先驱者。孩子体验到他人的言行举止会影响自己，自己的行动也可以影响他人，理解自己与他人、与外部世界是有关系的、有联系的，这种联系更多体现为一种情感联系。基于这种联系，孩子对外界的人、事、物和环境维持一定的社会性注意，并对外界给予的沟通和互动刺激予以回应，这种回应表明孩子停留在被动模式。根据重点发展任务和所属社会性阶段，我们把这个阶段称为社会性发展的第一个阶段——情感纽带阶段。

本阶段孤独症儿童发展特点

- ★ 组织自己的感觉与动作以应付环境中的刺激。
- ★ 思维开始萌芽。
- ★ 身体的直接感知是这一阶段孤独症儿童探索周围世界的主要手段。
- ★ 对成人的依赖性最大，孤独症儿童需要给予积极引导和关爱。
- ★ 孤独症儿童需要得到成人充满爱、安全感和有规律的照顾。
- ★ 被动性互动是这个阶段孤独症儿童的主要特征。
- ★ 兴趣和动机被提到重要位置。

康复训练者（父母和康复训练师）任务

　　关注孤独症儿童发展指标，及时发觉异常信号：需及时关注孤独症儿童各项能力的发展情况,清晰了解孩子发展的脉络,善于发现异常信号并进行正确引导。一旦怀疑孩子有异常信号或者落后的表现,及时带其到医院寻求专业医生的评估,切忌抱有侥幸心理,以免错过早期干预时机。谨记"越早干预,愈后越好"。

给予安全、爱的体验:作为人,我们不仅有物质的需求,也有精神的需求,父母在养育孩子的过程中,不仅给予孩子食物,更多的应该是给予孩子爱、亲近和安全感。这种精神上的需求更多的外在表现是依恋感。

当孩子饿了、困了、身体不舒服了、遇到困难等情况下,会去找他信任和依赖的人,而基于这种信任依赖的情感,让孩子自觉自愿地听从依恋对象的话,潜移默化中受依恋对象的影响。孤独症儿童由于自身发育障碍,有的在生命初期根本没有形成过心理依恋关系,导致孩子可能智力发展正常,但是社会性上表现为发育迟缓或缺损,如在社会交往和社会适应性上出现消极的、异常的现象。给予孤独症儿童亲近、温和、安全、舒适的依恋体验在生命早期尤其重要。

高质量完成情感纽带任务:让孤独症儿童注意看、注意听,要看懂、听懂,并作出回应是情感纽带建立的标准,孤独症儿童愉悦、积极的反馈则代表情感纽带建立良好。

孤独症儿童分为两种类型:一种是会看、会听,也能看懂和听懂,但是没有热情参与他人的活动,原因是缺乏兴趣、动机。另一种是有兴趣、有欲望跟随成人的带领进行活动,但是缺乏看、听和回应的技巧,尤其是在注意力的细致度和选择性上存有困难,而高质量的情感纽带任务应该兼顾这两种情况的孩子。

在这个阶段,成人应根据孤独症儿童个体的需要来权衡引导的侧重点,我们追求的是全面的、实质性的、内化的能力和技巧,作为康复训练师和家长,不要轻易跳过这个阶段,因为这可能会导致孩子在一两个阶段后就停滞不前。

成人要做孩子快乐的玩伴:玩是儿童的天性,它对于孩子来说就和空气、水一样必不可少,是促进孩子成长的最佳方式和初期主要的学习方式,在玩的过程中可以促进儿童的智力发展。

很多家长觉得玩不重要,不支持玩,认为学习到具体的知识点才重要,这种观念是极其错误的。特别是对孤独症儿童来说,我们更要重视玩的作用,鼓励和陪伴孤独症儿童在玩中学、在学中玩。

情感纽带的发展

我们在设置每一阶段的训练计划时,都会考虑其特定的发展曲线与发展任务。在第一个阶段,孤独症儿童主要发展沟通能力和人际交往能力,辅以发展少部分的社会认知项目,具体分析如下。

情感纽带具体发展描述
自我意识——无自我意识
这个阶段的孤独症儿童还没有明确的自我意识,不能区分自己和他人,不能区分物体和自我,但出现本能的情绪。在这个阶段,在自我意识目标方面几乎无须开展训练。
社会认知——社会认知未分化
对外界的认知还未出现明显的分化,不能较好区分客体与客体、客体与自我,能感知依恋关系,开始发展对真实人物的情绪解读,知道他人不同的表情所代表的意义是不一样的,而他人这种情绪对自身是有影响的。
沟通能力——被动沟通
沟通能力是本阶段重点发展的版块之一,主要发展孤独症儿童倾听和理解能力,孩子能听懂成人的简单的话语,并出现基于倾听的轮替行为,如等他人说完后再根据他人的言语和非言语信息作出积极回应。 　　孩子的沟通处于语言准备期,会有意识模仿他人的语音和词、模仿成人的手势动作、能与他人建立交集注意等,当他人发起主动沟通时,孩子会以非言语或者言语方式表现自己的沟通倾向。
人际交往能力——单向垂直互动
主要发展垂直关系互动,即成人 - 孩子互动游戏阶段,整个活动过程以成人控制为主,由成人发起和控制游戏或活动的进程,孩子被动参与,属于单向交往阶段。 　　通过此阶段的发展,孩子与成人会建立亲密信任的情感关系,孩子具备一定的社会性交往动机,兴趣的广度有所拓展,具备一定的社会性定向注意力,同时会基于注意对成人发起的活动给予相应的社交回应。这种回应可能是言语的,也有可能是非言语的方式。

第二节　二阶社会性训练：主动探索阶段

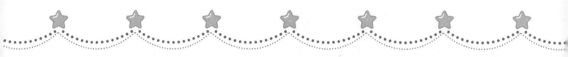

　　这是社会性教育的第二步，在第一步中，我们完成了孤独症儿童与他人是有联系的、孩子对人是有兴趣的等基础技能教导，接下来则进入了飞速发展的阶段，也是孩子各项社会行为习惯塑造的重要阶段。这一阶段孩子迅速掌握了许多技能，自尊感和自我控制感开始发展，特别是语言的出现和发展，使孩子不再像第一阶段那样需要依靠实际动作对当前感知的事物进行思考，开始使用语言这种符号来认知外界事物。

主动探索任务概述

　　这个阶段主要是鼓励孤独症儿童发展自主性并进行积极探索，让孩子学习独立做事情或自主行动，形成自尊和自信心。孩子四大能力领域都开始逐步发展，自我意识开始萌芽，社会认知上开始能对他人进行初步的解读，社交沟通上语言进入发展期，人际交往能力上发展为垂直关系的双向互动阶段，孩子在与成人互动时慢慢加入主动性，对同龄人开始关注，但游戏仍是这阶段孩子的主要活动形式。这个阶段是社会性发展的第二个阶段——主动探索阶段。

本阶段孤独症儿童发展特点

- ★ 能使用主动式模仿学习方式。
- ★ 孤独症儿童的认知和语言能力逐渐发展。
- ★ 思维能力受具体直觉表象的束缚。
- ★ 获得了客体永恒性。
- ★ 不管会不会，孤独症儿童什么都想自己做。
- ★ 成人的作用对孤独症儿童而言仍然很重要。
- ★ 对他人个体进行主动的初步了解和探索。
- ★ 关系认知的扩大（父母、临时玩伴）。

康复训练者（父母和康复训练师）任务

　　注重培养社会性行为和习惯：父母和康复训练师必须按照社会许可的方

向，理智对待和控制孤独症儿童的行为是本阶段需要完成的任务。父母和康复训练师作为主要教养者，应该帮助孩子养成良好习惯，做到有原则的坚持，同时对于孩子的不良行为习惯做到宽容又不失公正。避免过分溺爱或不公正地使用体罚，或者随心所欲地干预孩子，这样将会伤害他的自我控制感和自主性。

转变看待孩子的态度和角度，学会放手：不能认为孩子什么都不会，而是要把他视作一个"学习型的探险家"。这个阶段的孩子会想去摸索、探索他们所见到的所有东西，对很多东西表示好奇，希望为自己服务，去自己做一些事情，如能够自己进食、穿衣、如厕等。孩子的任务是"请让我自己来"，而成人的任务则是"指导他们自己来"，学习放手让孩子去尝试，适时协助控制好孩子失败的频率即可。

不要制止"重复练习"：孩子在不停重复的过程中学会做很多事情。成人的任务是给孩子一定的发挥空间，容纳"孩子气的行为"，静待花开。

重视语言发展：语言是此阶段孩子迅速发展的一项技能，成人要给孩子提供一个丰富的口语环境，让孩子在其中更好地吸收和学习。在初期时候，家人需要统一语言，如统一采用普通话与孩子沟通。

主动探索的发展

在此阶段，孤独症儿童的自我意识、社会认知、社交沟通和人际交往能力均衡发展很重要，虽然某一能力的推进也会相应推进其他能力的进步，但在实际康复过程中，康复训练师应合理考虑均衡发展，切忌一味发展单一能力。

主动探索具体发展描述

自我意识——生理自我意识发展

自我意识开始萌芽，主要为生理自我的认识，在这个阶段，孤独症儿童开始发展出对自己身体特征的觉知。孩子开始能够区分自己的动作和他人的动作，能把自己和他人区分开来，即能意识到自己的身体。逐渐发展出类别自我，能根据自己的外在特征把自己归为某一类。用代名词"我"来表示自己，是自我意识发展中的一个重要转折。

自我调控以外部调控为主，经历前道德和依附两个阶段。借助父母言语控制或外部言语控制来抑制或控制自己的行为，或为获得奖赏或逃避惩罚而遵循规则或习俗。孩子只能在成人的直接监督下才能根据要求完成任务，出现了多种情绪体验，能用简单的词语表达自己的基础情绪。

生理自我在这个阶段基本成熟，这是个体自我意识发展的第一个飞跃。

续表

主动探索具体发展描述

社会认知——定向社会认知

本阶段孤独症儿童情绪解读能力继续发展,能通过卡通图画和情境来辨认情绪,孩子开始认识到他人是有欲望的,根据对他人欲望的了解来预测他人的行为。想法解读上能通过简单视角练习的言语任务和非言语行为任务,理解角度/位置不同,看到的东西就会不同。

孩子开始能够区分不同的客体,逐渐发展出对微观系统(家庭)的认知,对权威的理解处于外部信息定向水平,惧怕权威,知道服从权威(听父母或者长辈的话)。

孩子处于无规则概念阶段,社会规则几乎为零。

沟通能力——主动沟通阶段

理解的范围扩大,对词、句子、非言语的理解更为精确。通过上一阶段的模仿,孩子语言发展较快,经历电报句阶段、完整句子阶段和复合句阶段。

孩子可以主动开启人际间的沟通,表达自己的需求、看法和想法等,并出现"集体式独白"(多人在一起时,自说自话,不构成交流)。

能更准确地使用非言语的手势、动作来作为沟通的媒介,利用非语言的手势、动作、类语言等进行主动表达自己的意图、想法或与他人互动等。会同时使用手势动作与发出声音表达需求或获取成人的注意等。

人际交往能力——垂直双向互动

垂直关系的双向互动,主动性明显增强,在与成人互动时能承担相互协调的角色。交往动机较前一阶段强烈,兴趣更为广泛,对周围更多事物发生兴趣,如成人的动作或活动、因果关系、消失物件、同伴等,发展出共同注意力。游戏类型以感觉运动游戏为主,出现象征性游戏,对同龄儿童产生兴趣,愿意跟同龄人待在一起,但没有真正的社交互动。

第三节 三阶社会性训练:双向互动阶段

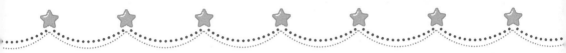

　　这个阶段的孤独症儿童已经能够进行双向性回合式对话,对他人的存在意识更为强烈,对一些孩子来说,这可能是他们第一次有机会去和其他人相处,分享、排队、运用不同的交流方式去接触和体验不同的人,尤其是与同伴的交往,是从这个阶段才开始真正发展起来,不再是简单地与成人的双向互动,孩子的人际交往能力将会有质的变化。

双向互动任务概述

　　这一阶段是孤独症儿童各项能力发展的黄金期,与同伴的互动成为此阶段重要的任务。在个体自我意识形成期,社会自我意识开始萌芽,行为控制和情绪调节能力明显增强,孩子社会行为的总体水平有了显著提高。关系的认知扩大(兄弟姐妹、师生关系、同学关系等),心智解读能力进入下个阶段,对想法、信念、情绪的解读能力逐步提高。在社会关系、社会系统认知方面开始全面发展。言语能力迅速发展,这是孩子词汇量增加最快的时期,是口头言语发展的关键时期,能够互相交流思想、分享有关活动的知识,能灵活运用语用技能,能进行谈话、叙事、说明、辩论等多种言语沟通形式,掌握沟通规则,有初阶的阅读能力。开始发展与同伴的互动,具备联合游戏和合作游戏的能力,同伴关系处于短期游戏伙伴关系,能够与同伴商议游戏规则、决定游戏建构,这时的孩子还可以参加由几个同伴同时加入的集体游戏,而不只是两人游戏,至此游戏与社会技能得到快速发展。

本阶段孤独症儿童发展特点

- ★ 儿童偏爱同性别伙伴。
- ★ 儿童思维具有不可逆性和刻板性。
- ★ 开始发展对自我的思考,自我评价能力发展。
- ★ 自己的事情自己做。
- ★ 出现了自我指导(思维调控)。
- ★ 知道自己更深层次的情绪。
- ★ 友谊建立在位置接近、喜爱相同的活动或拥有有趣玩具的基础上。

★ 喜欢用语言为自己辩解和开脱。

★ 想要把握控制权。

★ 能自我控制冲动、延迟满足。

康复训练者（父母和康复训练师）任务

树立正确的教育观念，建立合理期望：康复训练师既要遵循孤独症儿童的发展规律和学习特点，又要尊重其发展的个体差异；既要准确把握孩子发展的阶段性特征，又要综合考虑其能力发展的连续性。可以对孩子原有水平和现有水平进行对比，追求基于孩子自身特点的更高水平的发展，建立合理的期望值，按照不同人的不同速度和方式来实现我们所有的发展阶段性目标，不要进行无谓的攀比，类似"别人家的孩子总是最好的"的想法容易使康复训练师和家长在心态上失衡，造成自身情绪波动，从而影响孩子能力发挥的稳定性，甚至让孩子产生消极的自我评价，对其心理造成一定损害。

支持、指导孤独症儿童与人交往：这个阶段孤独症儿童的重要任务就是主动与同伴交往，人际交往是促进孩子社会化进程的重要条件之一。孩子早期习惯于自我中心的思维和行动，不懂得交往的技巧，与人交往的能力不足，这些需要成人的帮助和引导。

家长要引导孩子，帮助孩子创造主动交往的机会和条件，协助他们与人交往，可以邀请亲朋好友的孩子到家里来玩，带领孩子一起参加各种活动等。

为孤独症儿童创设温暖、关爱和平等的生活氛围：建立良好的亲子关系、家庭关系，如父母不要当着孩子的面吵架；建立良好的同伴关系和师生关系，如和谐地与同学相处，教师平等对待孤独症儿童和普通儿童等。孤独症儿童的社会性在日常生活和游戏中很多是通过观察和模仿学习进行的，他可能潜移默化习得成人或者同伴权威的言行举止，这样的榜样行为对孩子的影响至关重要。如果孩子在一个温暖、关爱、平等的氛围中成长，充分感受到外界的爱，保持愉快的情绪，形成安全感和信赖感，那么他更容易有交往愿望与交往能力，关心和尊重他人，更容易适应群体生活，遵守基本的行为规范，更容易具有自尊、自主和自信的人格品质。

生活习惯与生活能力的重要性：具有良好的生活与卫生习惯、基本的生活自理能力和自我保护能力，是孩子将来独立生活的基础要求，也是这一期间孤独症儿童能力发展的重要一环。同时，良好的生活习惯和生活能力在一定程度上能提升孩子的主动性和助人行为。强烈反对成人的过度保护和包办代替，因为这有可能使孩子养成过于依赖的不良习惯。

语言环境多样化：对于这个阶段的孤独症儿童而言，言语不再局限于口头表达了，孩子会发现另一种语言形式——书面语言。在此阶段，康复训练师既要为孩子提供丰富的口语环境，又要提供一定的书面语环境。如果成人在日常教学中有意识引导和帮助孩子将口语语言和书面语言进行衔接，那么孩子在学习书面语言时会变得容易许多。

双向互动发展内容

自我意识——社会自我意识萌芽

社会自我意识开始萌芽，个体与外界开始频繁互动，孤独症儿童开始关注自己的内部世界，重视他人对自己的评价，喜欢他人称赞、夸奖自己，能客观评判自己的价值，建立性别角色判断标准，从外表进行性别认同。自我调控上仍以外部调控为主，处于认同阶段，开始有意识地调节控制自己的行动。思维调控开始发展，形成内部语言。

社会认知——外部社会认知

本阶段孤独症儿童的心智解读能力继续深化，在情绪解读上，本阶段初期的孩子能够根据愿望推测他人的情绪；中后期是幼儿基于信念的情绪理解能力发展关键期，孩子会根据他人的想法判断情绪，在想法解读上，孩子知道人是有不同想法的，能完成复杂视角练习，即能理解不同的人对同一件事情有不同的看法，理解所见即所知、所知即所想，对他人的观点采择仍处于自我中心无差别阶段。

对他人产生社会知觉，在描述他人时采用具体的行为描述，熟悉家庭成员、同伴、老师等人物，知道采取一定方式去维护自我在权威关系中的权利，但不稳定。

随着孩子生活范围的扩大，他开启了对社会中间系统和外层系统的认知，能认识各种社会环境以及环境能给我们提供什么，具有初步的对社会规则、行为规范的认识，会遵守公共场所行为规则，并学习讲文明、讲礼貌，开始认识不同的社会角色及角色功能，社会习俗规则认知处于"成人即规则"阶段，道德规则处于自我中心阶段，能根据外部可见的客观事实作出最直接、最简单的道德判断。

社交沟通——双向沟通阶段

能进行多个回合的沟通与对话，对话时表现出对话轮换和转换规则的初步意识，对沟通规则的遵从能力进一步提高。

语言发展迅速，能理解和表达复杂句和复合句，对语意的理解不断加强，语法结构更为完整，语用功能逐步完善，能够灵活使用不同的句型和不同的谈话形式。

书面语言的萌发阶段，能看图识字，根据图画照搬讲故事，理解、归纳和命名图画内容等，书面语言表达处于仿照书写阶段。

对他人的非言语沟通能作出精确的理解，当他人不懂自己意思的时候，会利用非言语沟通加以辅助说明和解释。

人际交往能力——同伴互动

同伴互动成为人际交往的重要部分，游戏仍是此阶段孩子的主要互动形式，主要以象征性游戏、构造性游戏为代表，孩子间开始按规则玩耍，游戏的社会性本质变得重要。开始学习游戏和各种社交技能，能主动与同伴维持和协商社交互动的开展，能参加团体游戏，并表现出亲社会行为。

第四节　四阶社会性训练：能力培养阶段

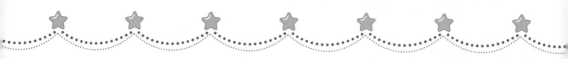

进入第四个阶段的孩子渴望挑战自我，看重自我能力的提升，更看重同伴，开始特别在意同伴的意愿。在逐步发展的过程中，他们会努力学习各种各样的社交技能和社交行为，形成一个一个属于他们的朋友圈，他们将会拥有很多不同的同伴群体。

能力培养任务概述

这一阶段孤独症儿童一般在学校接受教育，主导活动类型是学习活动。孩子开始关注自己在班级里的表现。自我意识处于完善期，开始有对友谊、同伴团体、集体归属的认知，格外重视伙伴关系。伙伴关系从单向帮助关系发展到双向帮助关系，学习和培养人际交往各项技能，自如应对压力、冲突、攻击等问题情境。开始发展高级社会情感，形成良心、道德性和价值判断的尺度。具备相互观点采择能力，对规则的认知具有自己的看法，形成对各社会机构或集团的社会化态度。发展基本的读写能力，能表达和坚持自己的观点，能理解和反驳他人的观点。

本阶段孤独症儿童发展特点

★ 非常看重规则，如果有人打破规则，他们将会马上指出。

★ 追求公平。

★ 看待事物的方式是"非黑即白"。

★ 说话比较直白。

★ 充满丰富的想象，他们会对过去、将来产生兴趣。

★ 理性看待人和事。

★ 不仅追求生活上的能力，也追求解决问题的能力。

★ 喜欢自发地策划、组织、实施活动。

★ 从最初对学习的外部活动感兴趣，发展到对学习的内容感兴趣。

★ 游戏因素在低年级孩子的学习兴趣上起着一定的作用，中年级以后这种作用逐渐降低。

★ 思维发展发生质变，是形象思维向抽象逻辑思维过渡的转折期。

★ 推理能力发展,包括演绎推理能力、归纳推理能力和类比推理能力。

★ 掌握守恒概念(物质、长度、数量、重量等守恒),思维具有可逆性。

★ 儿童与成人共同控制阶段。

★ 儿童伙伴集团形成:依从性集团关系期、平行性集团关系期到整合性集团关系期。

康复训练者(父母和康复训练师)任务

帮助孤独症儿童融合普通学校教育体系:接受正规的学校教育是孤独症儿童人生发展中一个重要事件。由于内部和外部各种因素的影响,孩子可能面对学业压力、不适应严格的纪律约束,以及与教师、同学难以相处等具体困难,部分孩子会出现讨厌上学、拒绝上学的情况。根据孩子的实际情况,提供有针对性、有效的帮助,是这一阶段家长的重要任务。

首先,康复训练师要经常观察孩子的情绪状态、学习表现,保持与孩子的沟通和交谈,了解孩子在学校内的想法、困难和要求,主动与教师联系,协调学校与家庭的教育措施。当孩子遇到实际困难时,帮助他耐心分析,提供解决问题的办法和建议,反对进行简单粗暴的批评和指责,注重维护孩子学习的兴趣和意愿。

其次,帮助孩子建立班级互助圈。家长可以有意识地帮助孩子发展一两个同学作为固定玩伴,给予这些玩伴一些"好处",如好玩的、好吃的等,引导这些玩伴在学校中对孤独症儿童予以帮助。

学习兴趣的培养和维持:在孤独症儿童的正常学校学习生活中,家长应鼓励孩子的好奇心和求知欲,这是比学习成绩更为重要的东西。

赏识和表扬孩子要有的放矢,表扬带上具体事实,而不是停留在抽象层面,如当孩子画画很棒,表扬方式应是:"你这幅画的颜色搭配很漂亮",而不是泛泛地说:"你太厉害了"。同时要注意不当众数落、批评、讽刺、挖苦孩子,但这不是让康复训练师和家长放弃适当的批评处罚,只是要注意批评不可过多、要私下进行,对孩子的教育要前后一致,持之以恒。

相信孩子的能力:对孩子遇到的各种问题,成人可以与其共同进行分析商讨,鼓励孩子自己去尝试解决问题,家长需要以"我相信你能行"的态度来应对孩子的依赖性。鼓励孩子不断扩大知识面,激发学习和解决问题能力的发展。当孩子欺负他人或者被他人欺负时,家长能做的就是不要参与,让孩子自己去协商解决。培养孩子相信自己能力的心理品质,这对他一生的发展都有深刻的影响。孩子有了自信心,才能挖掘和激发其更多的潜能,从而一步步迈入更高的发展阶段。

要把自我管理和自我计划提上日程:组织能力差,做事拖拉、无章法,这对

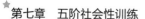

于孤独症儿童家长而言是一个非常棘手问题。培养孩子有计划、有组织做事情、学习自我决策、树立时间观念是这个阶段较为重要的事项，这些良好品质的养成贵在坚持，并应该依从循序渐进的原则。从最初的活动计划、半小时计划，逐渐扩展到日计划、周计划和月计划，所涉及的事件和范围越来越广。孩子做到后，应及时给予表扬、鼓励，可使用代币制、契约管理等方式，过程中注意孩子的积极情绪体验。

关注身心全面和谐发展：要注重各领域之间的相互渗透和整合，从不同角度促进孩子各项能力的全面协调发展，而不要片面追求某一方面能力的发展。了解游戏的独特价值，激发、保护、维持孩子的好奇心和学习兴趣，合理安排和计划时间，采用多种形式让孩子获取经验，如直接感知、实际操作、亲身体验、模拟扮演等形式，反对揠苗助长式、机械式教育或填鸭式学习方式，强调要在情境中促进孩子各项能力的发展。

能力培养的发展

能力培养具体发展描述

自我意识——社会自我意识成熟

孤独症儿童重点关注自己的内部世界，以社会要求、他人要求为标准来认识外部世界和自己。个体对自己的要求不断提高，不断要求自己符合社会要求，社会自我到这一时期基本成熟。

自我概念开始区分出个人领域和学术领域，从四个主要领域对自己进行评价（学业自我、社会自我、情绪自我、身体自我），但主要根据他人的观点去评价自己。

自我评价发展的总趋势是从具体性到抽象性的过渡，以同伴或成人的评价为依据形成自我评价。能进行社会比较，即通过与他人比较来评价自己的行为、能力、专长和看法（关注能力、人与人间的特点、个性特征）等。自我评价的独立性日益增长；自我评价的批判性有一定的提高；自我评价的内容逐渐扩大和深化；自我评价的稳定性越来越高。性别意识发展，同性别的团体在此阶段中期占主导地位。

自尊开始出现分化，对自我价值和自我存在意义有了新的认识。

初步发展自律能力，处于内化阶段。很多事情想自己做决定，也知道何时寻求父母的指导并作出决策（自我决策），自我控制能力进一步提升，行为控制主要是共同控制，行为调控遵从道德要求（符合道德规范），形成角色观念；能进行自我情绪管理，思维调控进一步发展。

社会认知——理性社会认知

对他人的心智解读上，开始理解他人的复杂情绪，并根据他人复杂情绪作出判断和解释。能完成一、二级的信念愿望推理任务（包含意味位置任务／意外内容任务），具备欺骗心理能力，从具备社会信息的观点采择到自我反省的观点采择发展到具备相互的观点

能力培养具体发展描述
采择，认识他人有不同的观点，能根据他人的观点推测他人的行为，能同时考虑自己和他人的观点，明白不同个体观点可能会有冲突。 　　对权威的理解处于合理化过渡时期，对权威关系进行思考，采取恰当的策略协调自我发展与权威规则之间的矛盾。逐渐对他人产生社会印象，在描述他人时从行为描述转向心理描述。知道人与人之间有不同的关系，既有垂直关系网，又有平行关系网，还有社会生活网，这里面既包括理解自己和他人的关系，也包括理解他人之间的关系，会评估人际间的关系状态（关系好或是关系差）。 　　对规则的认识处于清楚认识阶段，自觉遵守习俗规则和群体活动规则，有角色集的概念，处于初步自律的道德水平，在道德判断时根据结果和行为动机判断行为，以是否公平作为判断行为好坏的标准，对待他人更为宽容

沟通能力——熟练沟通阶段
基本的听、说、读、写能力在这个阶段取得很大进步。口头语迅速发展，能够熟练、自然地与同伴交谈，表述形式多样化，表述内容完整性、逻辑性更高，能采用相应的口语策略（会根据不同的人而改变说话的方式），对隐晦语言的理解逐渐发展。 　　书面语言初期阶段，开始知道文字的意义，愿意读书、理解性讲故事给他人听，能归纳图书的内容，并推测接下来的情节发展。书面语言表达有两种：基于阅读后的书写能力和基于表达和交流的书写能力。 　　非言语的理解和表达上接近成人，能够较好地将言语与非言语有效结合使用

人际交往能力——同伴团体
主要是与同伴的互动，注意的稳定性加强，范围扩大，分配转移能力提高。这个阶段的孩子会产生权利动机，具有一定掌控欲，觉得自己做什么都很厉害。 　　社会交往中逐步发展出稳固关系（匹配、相符以及协调社会行为），发展亲密伙伴技能，同伴团体也逐步成长起来。社交技能使用（攻击应对、冲突应对、团体活动、解难能力、交友技能等）更全面，也更灵活，与同龄伙伴交往的机会明显增加，同伴对孩子的影响越来越突出。此阶段的重要任务是提升社会交往技能、维系同伴关系及解决可能出现的问题和冲突

第五节　五阶社会性训练：亲密共享阶段

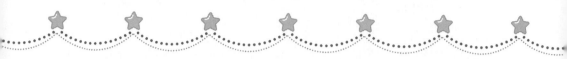

这是孤独症儿童社会性训练的最后一个阶段，考验孩子能否运用他们所掌握的能力脱离家庭及成人的支持去独立生活和生存，让他们能够有机会去承担不同的角色，经历不同的生活事件。孩子开始明白学习知识的重要性，知道自己通过学习能够做到什么，或者为了做到某件事而去主动学习。开始很清晰地知道和回答"我是怎样的，我将来要怎样，我要怎么做"等问题。

亲密共享任务概述

孤独症儿童处于第二反抗期，自我意识主要为发展自我同一性。主要在于争取自我主张、活动与行为动作的自主性与自由权；自我接纳是这个阶段的重要内容。自我控制主要以自我调控的形式呈现。青少年在此阶段开始思考他们独特的优点和缺点，以及他们在未来生活中所能扮演的最后角色，在个性、职业、社交方面缩小范围，作出选择。伙伴关系发展为亲密而又相对持久的共享关系，交友范围开始缩小，最要好的朋友一般只有一两个，男女同学关系表现出先疏远、后接近的行为模式。开始发展高级社交技能，能应对各种社交关系中的各种问题情境。能够采用多种技巧修复话题，进行完整的叙事或多重情节阶段叙事等。

本阶段孤独症儿童发展特点

- ★ 思维发展水平已接近成人。
- ★ 思维更具有灵活性、系统性和抽象性。
- ★ 能考虑问题与经验、现实之间的关系。
- ★ 运用经验 - 归纳的方式进行逻辑推理。
- ★ 能理解符号的意义、隐喻和直喻，能进行一定的概括。
- ★ 希望摆脱成人的束缚，倾向独立性。
- ★ 成人感：希望得到和成人一样的权利。
- ★ 按照自己的意愿行事。

★ 同龄人之间形成感情和需要的"利益共同体"。

★ 逆反心理。

★ 朋友变得非常重要。

康复训练者(父母和康复训练师)任务

进入这个阶段,孤独症儿童开始"自我觉醒"了,我们也认为孩子开始"不服管教"了,这是因为孩子自我意识增强了,有了自己明确的思想和看法,不想被他人所左右,会开始审视自我、他人及周围的世界,希望得到成人及同伴的尊重和平等对待,也渴望自身的独立和自由。

商量比命令更有效:由于成人所处的角色和位置,造成习惯性对孤独症儿童使用命令句:"你应该做作业了,听到没有""还不去看书""你在干什么,快去做作业""去把你的被子叠好"等。在早期,孩子自我意识还在萌芽和发展中,各项认知尚不成熟,他会选择听从成人的命令,那个时期成人的命令有时候是为了帮助孩子适应社会生活的要求。但随着孩子长大,他开始会对这种带有强制性的命令听而不闻,或直接反抗。

我们与孩子的沟通中,应该更多采用商量的方式,以温和的语气进行协商并给孩子选择的余地变得尤为重要。如"你的作业还没有完成,你计划什么时候做呢""我觉得你的床上太乱了,需要整理下"等。当孩子作出选择和决定时,我们需要告诉孩子要言而有信,要对自己的选择负责。如"好的,就按你说的做,我相信你可以做到"。

不管也是一种管:很多家长认为,孩子一旦不管就会没规矩、就做不好事情,所以家长将孩子生活和学习的方方面面都进行了妥善的安排,殊不知这种方式将会导致孩子缺乏自制力和思考力。成人不可能陪伴孩子一辈子,要学会放手,信任孩子,教会他去为自己的言行负责,给他提供充足的锻炼机会,这样才能让孩子快速成长。

适时退出主角舞台:在五阶社会性训练的第一和第二阶段,成人是主角,带领、引导孩子往前走,一步一步发展,但随着孩子长大,家长要学会"退居二线",学会站在孩子的身后,开始跟随着孩子,关注其发展,在孩子需要的时候以及关键的时候扶一把就够了。此时的"退居二线"很重要,为孩子创造和预留了成长空间,可以让他更自主、更乐于思考和决策,让他自己承担责任,这是跨向独立生活的重要一步。

亲密共享的发展

亲密共享具体发展描述

自我意识——心理自我意识发展

这个时期是孤独症儿童自我意识的成熟期，自我同一性、独立意向发展、自我意识分化。青少年在心理上把自我分成了理想自我和现实自我两个部分。强烈地关心自己的个性成长。

自我评价趋于成熟。开始形成自觉地按照一定的行动目标和社会准则来评价自己的心理品质和能力。自我评价越来越客观、公正和全面，并具有社会道德性。能有较强的自尊心。

情绪、情感由于生理原因容易过于激动，但对情感的自我调节和自我控制的能力也在逐步提高。自我效能感提升，能进行自我管理和自我教育，自己制订行动目标和生活目标，了解未来对自己的重要意义，且在此基础上形成自我理想，开始自我教育、自我反省和自我完善的过程，追求最有意义和最有价值的目标。建立假设和检验假设的思维调控能力。

这一阶段的主要任务为主体我对客体我进行考察、认识和自我同一性的发展。这个时期也称为心理自我发展阶段和自我同一性阶段，具体表现如下。

1. 会强烈关注自己的外貌和体征。
2. 十分看重自己的学习能力和学业成绩。
3. 十分关心自己的人格特征和情绪特征。
4. 喜欢做独特的自我。
5. 过分夸大自己的感受和体验现象。

社会认知——习俗社会认知

发展并具备社会的或习俗的观点采择能力，既能对个体进行观点采择，也能归纳整合社会上大多数人的观点，开始发展政治、法律、伦理等抽象观点。

采用认知能力来提高社会关系，对权威的认知从自我发展水平过渡到理性协调水平，能够合理地协调自己的愿望与权威的规则要求，能够体察双方不同的立场而试图协商解决，具备对他人行为的归因能力。

与父母关系的变化特点：对父母的依赖减少了，而反抗性情绪增加了。从人的整体人格对父母的优缺点进行全面评价，认为父母虽有缺点，但应受到尊敬。

开始深刻明白各种角色社会任务及角色职责规范等。道德规则处于自律道德阶段或称为公正阶段，道德观念开始倾向于公正，从关心和同情出发去判断，道德观念已经能够从内部对自己的道德判断起决定性的作用。

沟通能力——流畅沟通阶段

这个阶段的孩子的词汇已非常丰富，且理解和表达的内容日渐深刻；对语言的理解不再停留于表面，更关注语言背后的意义。理解象征性和比喻性语言，是这个阶段语言发展的重要内容。

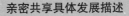

亲密共享具体发展描述

孩子有自己独到的见解,喜欢质疑和争论。能进行嵌入式情节/交互式情节(故事套故事的方法)叙事。具备独自阅读能力,处于书面语言的流畅阶段,能够根据阅读的内容,以适合文字风格的语速和语音、语调进行阅读和讲述,发展出基于创作的书写能力。总体口头语言趋于完善,书面语言表达基本成熟。

完全掌握不同沟通渠道的表达,可以利用写信、发信息、编辑邮件等方式进行沟通,能根据不同的场景调整自己的说话内容并选择合适的沟通渠道,能主动调节与他人的身体距离和空间位置,与不同人保持不同的空间距离感,并会根据不同的沟通场合用不同的着衣要求来表示自己的态度。

人际交往能力——亲密关系

人际交往的重点转向同辈集体和友谊,在人的生命历程中没有哪个阶段的同伴关系会像此阶段这么重要。同伴是孩子重要的参照群体,孩子会依从同伴的行为和评价来衡量自身的价值观和价值尺度。

在此阶段,亲密的朋友关系变得非常重要,孩子对交朋友的意义也有了新的认识。孩子对自己的择友标准有了清晰的认识,会选择那些志趣相同、烦恼相似、性格相近、能相互理解的同伴作为自己的朋友。同时交友范围开始缩小,最要好的朋友一般只有一两个,多半为同性。男女同学关系表现出先疏远、后接近的行为模式。异性交往开始萌芽,孩子需要重点学习如何正确面对与异性的关系,如何与父母沟通自己和异性的关系情况。

学习加入不同的社会群体,在群体交往中根据不同人采取不同的互动模式,这个时期的标志性表现为互动风格的多样性,孩子会综合使用前四个阶段习得的社交技能来与同伴互动,如采用复杂社交技能来抑制、消除、控制他人的行为。

想象随意性得到发展,思维的灵活性、广泛性、创造性能力更加成熟。这个阶段的孩子慢慢地掌握了许多具有明确道德意识的社会情感,逐步发展出更为高级的社会情感,包括集体荣誉感、社会责任感、义务感、正义感、民族自豪感、幸福感等。

结语

儿童的发展不管从生理的角度,还是从心理的角度,都有其特定的发展阶段和发展规律,而孤独症儿童的社会性发展既遵循一般儿童发展的特点,同时又在每一阶段具有自己独特的发展重点。为了更清晰、明确地为孤独症儿童康复训练师、家长提供指导,我们将社会性发展的四大能力维度和五阶维度进行了综合阐述,虽然两个维度之间会按照不同的方向和角度进行探讨,但在内容上又互相交叉、融会贯通,在五阶维度中涵盖四大能力的具体内容,而在四大能力的每个能力版块又进行了阶梯性的划分。

参 考 文 献

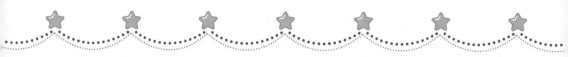

1. 马乔里·J·克斯特尔尼克,艾丽斯·菲普斯·惠伦,安·K·索德曼,等著.儿童社会性发展指南理论到实践[M].邹晓燕,曲可佳,闫敬华,等译.北京:人民教育出版社,2019.

2. 张明红.学前儿童社会学习与发展核心经验[M].南京:南京师范大学出版社,2018.

3. 周兢.学前儿童语言学习与发展核心经验[M].南京:南京师范大学出版社,2014.

4. 胥兴春.学前心理学[M].重庆:西南师范大学出版社,2016.

5. 列夫·维果斯基.思维与语言[M].李维,译.北京:北京大学出版社,2010.

6. 徐云,柴浩.孤独症儿童心智解读能力训练[M].北京:科学出版社,2015.

7. 陈友庆.儿童心理理论.合肥:安徽人民出版社,2008.

8. 海东,王娟.儿童欺骗研究综述:发生、发展、测量及其与心理理论的关系[J].现代教育科学,2017(4):128-133.

9. 刘文,邹丽娜,李亮.幼儿幽默感结构和发展特点[J].心理学探新,2009,1(29):58-63.

10. 池瑾,王耘.婴儿社会性参照能力发展研究的进展[J].心理发展与教育,1999(2):53-57.

11. 廖全明.儿童分享行为发展特点的研究进展[J].中国儿童保健杂志,2014,22(6):611-613.

12. 甄岳来.孤独症儿童社会性教育指南[M].北京:中国妇女出版社,2008.

13. 李京蕾,国云玲,张莉娜.学前心理学[M].北京:清华大学出版社,2018.

14. Boyd D,Bee H.儿童发展心理学[M].13版.夏卫萍,译.北京:电子工业出版社,2016.

15. Marjorie J Kostelnik,Anne K Soderman,Alice Phipps Whiren,et al.0-12岁儿童社会性发展:理论与技巧[M].8版.王晓波,译.北京:中国轻工业出版社,2018.

16. 王辉.行为改变技术[M].南京:南京大学出版社,2006.

17. 中华人民共和国教育部.3-6岁儿童学习与发展指南[M].北京:首都师范大学出版社,2012.